Lynda Field

Wellness für die Seele

Lynda Field

Wellness für die Seele

In 48 Stunden zu einem glücklichen Leben

Aus dem Englischen übersetzt
von Bettina Blank-Mills

mvg Verlag

Bibliografische Information der Deutschen Nationalbibliothek
Die Deutsche Nationalbibliothek verzeichnet diese Publikation in der Deutschen Nationalbibliografie. Detaillierte bibliografische Daten sind im Internet über http://dnb.d-nb.de abrufbar.

Sonderausgabe 2007
Die broschierte Ausgabe ist unter dem Titel „Der Weekend Life Coach" und der ISBN 978-3-636-06131-7 erhältlich.

Titel des Originals: Weekend Life Coach. How to get the life you want in 48 hours
Aus dem Englischen übersetzt von Bettina Blank-Mills

Umschlaggestaltung: EILER2 GmbH, München
Übersetzung: Bettina Blank-Mills
Redaktion: Andrea Voß
Satz: Jürgen Echter, Redline GmbH
Druck- und Bindearbeiten: Pustet, Regensburg
Printed in Germany 06341/030702
ISBN 978-3-636-06341-0

Inhalt

Dieses Buch widme ich
meinem Mann Richard Field
in großer Dankbarkeit und Liebe.

Dank

Am Anfang dieses Buches steht ein großes Dankeschön:

An meine wunderbare Familie, die mich daran erinnert, dass Liebe das größte aller Geschenke ist.

An meine Freunde, die immer für mich da sind, besonders an Sue Roberts und Barbara Higham.

An meine Klienten und Kollegen, die mich darauf aufmerksam machen, dass es immer ein neues Buch gibt, das geschrieben werden will.

Vorwort:
Ihre Träume können wahr werden

Wenn uns ein Ergebnis genügend am Herzen liegt,
werden wir es so gut wie sicher erreichen.
WILLIAM JAMES

Mein Job ist es, Menschen zu helfen, ihr Leben zum Besseren zu wenden. In den letzten 20 Jahren habe ich zu diesem Zweck Bücher geschrieben, Seminare und Workshops geleitet und Einzelgespräche geführt. Im Laufe der Zeit haben meine Klienten mich eine wertvolle Lektion gelehrt: Positive Veränderungen passieren grundsätzlich dann, wenn wir fokussiert und zugleich entspannt sind, und niemals, wenn wir uns gehetzt und gestresst fühlen. Sind wir angespannt, fehlen uns die Zeit und der Raum, neue Möglichkeiten zu erkunden, und oft haben wir das Gefühl, als müssten wir uns die Lunge aus dem Leib rennen, nur um nicht den Boden unter den Füßen zu verlieren. Obwohl die meisten Menschen ihr Leben gern verändern würden, meinen viele, einfach nicht die Zeit zu haben, in Ruhe über Probleme nachzudenken, geschweige denn mit ihrer Lösung zu beginnen. Wenn auch Sie sich zu gestresst fühlen, um Ihr Leben in die Hand zu nehmen, ist *Wellness für die Seele* das richtige Buch für Sie.

Für die meisten ist das Wochenende, wenn Hetze und Druck von uns abfallen, die beste Zeit, sich Freiräume zu verschaffen. Warum nutzen Sie nicht das nächste Wochenende, um zu entspannen, Ihren Fokus zu justieren und Ihr Leben mit neuen Augen zu betrachten?

Veränderungen können erstaunlich schnell passieren. Sobald Sie an sich selbst glauben und an Ihre Fähigkeit, sich – egal in welchem Lebensbereich – vorwärts zu bewegen, werden die Veränderungen, die Sie sich wünschen, ihren Lauf nehmen. Dieses Buch verhilft Ihnen zu dem Selbstbewusstsein und Selbstvertrauen, das Sie brauchen, um Ihrem Leben eine Wende zu geben. Sie können alles schaffen, wenn Sie nur daran glauben!

Aus Erfahrung weiß ich, dass ein ruhiges und entspanntes Life Coaching schnelle Resultate bringt und jede Form der Selbsttransformation faszinierend ist und Spaß macht. Je mehr Freude Sie empfinden, desto größer wird Ihr Erfolg sein. Dieses Buch soll Sie auf entspannte, aber zielgerichtete Weise inspirieren und begleiten. Natürlich werden Sie sich mit bestimmten Themen und Emotionen auseinandersetzen müssen, doch letztlich sind alle Tipps, Strategien und Techniken einfach und stressfrei anzuwenden. Außerdem sind sie überaus effektiv, denn sie wurden von meinen Klienten getestet und für gut befunden.

Wellness für die Seele beschäftigt sich mit den verschiedenen Aspekten Ihres Lebens – unter anderem damit, wie Sie mehr Selbstvertrauen gewinnen, beglückende Beziehungen haben, Erfüllung im Job finden, sich ruhig und gelassen fühlen, Ihr Energielevel steigern, entspannen und Stress abbauen, Erfolg anziehen, Ihr Gewicht kontrollieren, gut aussehen und sich ebenso gut fühlen. Ihre Träume können wahr werden! Sie müssen nur den Entschluss fassen, den nächsten Schritt zu gehen, und schon wird sich Ihr neues Leben vor Ihren Augen zu entfalten beginnen. Worauf warten Sie noch? Lassen Sie uns anfangen!

Einführung: Packen Sie's an!

Besser ein Gramm Aktion als eine Tonne Theorie.
FRIEDRICH ENGELS

Sie können sein, was immer zu sein Sie sich vornehmen. Dass diese Aussage wahr ist, daran besteht kein Zweifel, und doch fällt es manchmal schwer, sie zu glauben. Das Leben ist zu kurz für unnütze Tätigkeiten und auch zu kurz, um es zu vergeuden, etwa indem Sie zögern, sich unter Wert verkaufen oder nicht Ihr absolut Bestes geben. Denken Sie zehn Jahre in die Zukunft: Wo würden Sie gern sein? Mit wem? Was würden Sie gern tun? Arbeiten Sie bereits auf diese Ziele hin, oder handelt es sich um bloße Wünsche und Hoffnungen? Falls Ihnen Ihre Wünsche weit weg oder irgendwie unrealistisch erscheinen, können Sie sie jetzt – in diesem Moment – in Ihre Realität holen, indem Sie eine Verpflichtung mit sich selbst eingehen – die Verpflichtung, Ihr Leben zu ändern.

Ich habe dieses Buch für Sie geschrieben, weil ich Ihnen ein paar einfache Regeln an die Hand geben will, die Sie brauchen, um alles zu sein, was Sie sein wollen, und alles zu tun, was Sie tun wollen. Meine Aufgabe ist es, Ihnen zu zeigen, wie Sie Ihre Träume leben und auf der Bühne Ihres Lebens der Star werden können. Ihre Aufgabe ist es, sich auf den Life-Coaching-Prozess und das Neue, das er mit sich bringen wird, ganz und gar einzulassen. Am Ende dieser Einführung finden Sie einen Vertrag, den Sie als Bekräftigung Ihres Versprechens an sich selbst unterschreiben. Der Entschluss, Ihr Leben zu ändern, ist der magische Schlüssel der Ihnen hilft, die dazu nötigen Energien und Kräfte freizusetzen.

Ich habe mit Hunderten Klienten verschiedenster Herkunft gearbeitet. In Cornwall habe ich unter der Woche frustrierte Teenager in Fragen der Berufswahl beraten und motiviert und am Wochenende in London Motivationskurse für TV-Bosse geleitet. Man könnte annehmen, die Bedürfnisse dieser beiden

Gruppen wären vollkommen unterschiedlich, doch ich bin auf die interessante Entdeckung gestoßen, dass man einen Job voll Macht und Glamour haben und im Grunde seines Herzens sehr unsicher sein kann, und es umgekehrt arbeitslose Jugendliche mit Lernschwierigkeiten gibt, die hoch motiviert sind, ihren Platz im Leben zu finden. Meine Erfahrung als Life Coach hat mir gezeigt, dass jeder – unabhängig von den äußeren Umständen – sein Leben in die Hand nehmen und einen neuen Weg einschlagen kann, *sofern er oder sie nur fest an sich glaubt*. Der Glaube an uns selbst gibt uns Energie, Konzentration und Selbstvertrauen und ist der Kern erfolgreicher Lebensveränderungen.

Erläuterungen zu diesem Buch:

Das Wochenende ist ein perfekter Zeitpunkt, sich ganz auf sich selbst und die eigenen Bedürfnisse zu konzentrieren. Natürlich gibt es Dinge zu erledigen: einkaufen, putzen, Wäsche waschen etc. Verschieben Sie sie einfach! Schaufeln Sie sich die Zeit frei, damit wir gemeinsam an der Veränderung Ihres Lebens arbeiten können. Setzen Sie Ihre Prioritäten richtig – Ihr Leben wartet auf Sie!

Nachdem Sie sich die Zeit genommen haben, schaffen Sie sich einen Tempel der Ruhe und Behaglichkeit. Vielleicht möchten Sie leise Musik hören, Ihre Füße hochlegen oder mit Duftölen eine entspannte Atmosphäre kreieren. Bringen Sie sich in Stimmung – gehen Sie ganz auf im Hier und Jetzt. Arbeiten Sie sich von Anfang bis Ende durch das ganze Buch, während Sie einen Notizblock und Stift bereithalten, um Ihre Gedanken und Reflexionen aufzuschreiben.

Tipps ziehen sich wie ein roter Faden durch dieses Buch und zeigen Möglichkeiten auf, wie Sie *schnell* positive Veränderungen auf den Weg bringen. Ferner beinhaltet jedes Kapitel eine so genannte *Auszeit*, die als Stressventil wirkt und Gelassenheit und Zuversicht vermittelt. Damit Sie das ganze Wochenende über motiviert und fokussiert, aber auch entspannt und zentriert bleiben.

Teil eins dieses Buches ist ein Leitfaden, der Ihnen zeigt, wie Sie die Kontrolle über Ihr Leben erobern.

Schritt 1: Geben Sie Ihr Bestes erklärt, wie Sie Ihre Gedanken, Überzeugungen und Erwartungen zur Schaffung einer Siegermentalität nutzen. Sie können Erfolge geradezu anziehen und in jedem Bereich der oder die Beste sein, wenn Sie sich nur entschließen, Ihre mentale Einstellung zu ändern.

Schritt 2: Finden Sie Ihren Fokus lädt Sie zu einer realistischen Einschätzung ein; Sie erfahren, wo Sie momentan stehen und wo Sie in Wirklichkeit stehen möchten. Indem Sie das Bild ändern, das Sie von sich selbst haben, lernen Sie, neue und dynamische Ziele zu stecken.

Schritt 3: Bleiben Sie motiviert zeigt, inwiefern mehr Selbstachtung und Entschlossenheit Sie in die Lage versetzen, optimistisch und überzeugt von den eigenen Fähigkeiten in die Zukunft zu blicken. Der Glaube an sich selbst kann Berge versetzen!

Schritt 4: Verwandeln Sie negative Energien schildert, wie Selbstzweifel uns zögerlich und Veränderungen gegenüber ängstlich machen. Nur wer im Herzen und im Kopf offen ist, kann negative in positive Energien verwandeln. Ihre verbesserte Kommunikationsfähigkeit definiert Ihre Beziehungen neu und verleiht Ihnen Kraft und Optimismus, zu neuen Ufern aufzubrechen!

Schritt 5: Seien Sie inspiriert erinnert Sie daran, dass Ihr Leben voller Sinn und tiefer Bedeutung ist und Sie selbst ein leuchtender Stern sind. Indem Sie sich mit der universellen Lebensenergie verbinden, finden Sie leichter Zugang zu Bereichen wie Intuition, Telepathie und Ihrem Tiefenbewusstsein. Wenn Sie sich inspiriert fühlen, sind Sie im Fluss – ein fantastisches Gefühl, das begeistert und euphorisch stimmt. Nur wer glücklich ist, kann Großes schaffen.

Schritt 6: Handeln Sie – jetzt! Kein Wenn und Aber mehr – der Zeitpunkt zum Handeln ist gekommen. Schluss mit Aufschieberitis und vergeudeter Zeit beide wecken Schuldgefühle und plündern Ihre Energiereserven. Taten sprechen lauter als Worte, und mittlerweile wissen Sie genau, was zu tun ist. Geben Sie sich einen Ruck – und gehen Sie entschlossen in eine positive Zukunft.

Schritt 7: Übernehmen Sie die Kontrolle erklärt, wie Sie Ihr Leben besser organisieren und die Zeit für sich arbeiten lassen. Mindern Sie den Druck, der auf Ihnen lastet, indem Sie Ihr Leben „verschlanken" und Ihre Zeit optimal nutzen. Planen Sie effektiv, um erfolgreicher zu werden und all Ihre Ziele zu erreichen.

Wann immer Sie Unterstützung oder Anleitung brauchen, führen Sie sich diese sieben Schritte erneut zu Gemüte. Wenn ein Bereich Ihres Lebens stagniert oder Sie blockiert sind, spricht das für Versäumnisse bei einem oder mehreren der Schritte. Lassen Sie sie Teil Ihres persönlichen Mantras werden, mit dem Sie Erfolg und Glück in Ihr Leben holen. Wenn sich Ihnen Steine in den Weg legen, heißt das, dass Sie ein paar Energien umlenken und sich folgende Fragen stellen sollten:

- „Hole ich das Beste aus mir heraus?"
- „Weiß ich, wo ich stehe und wohin ich möchte?"
- „Bin ich motiviert und glaube ich an mich?"
- „Wandle ich negative Energien um? Oder dominiert bei mir der Pessimismus?"
- „Fühle ich mich inspiriert und im Fluss?"
- „Habe ich zu handeln begonnen oder zögere ich noch?"
- „Habe ich mein Leben unter Kontrolle?"

Die einfachen Strategien, Techniken und Werkzeuge aus Teil eins dieses Buches werden Sie befähigen, Ihr eigener Life Coach zu werden und die Veränderungen vorzunehmen, nach denen Sie sich sehnen. Kein anderer kennt Sie so gut, wie Sie sich selbst kennen, kein anderer ist bei jeder Höhe und Tiefe anwesend, die Sie durchleben. Finden Sie deshalb heraus, wie Sie „ticken", was für Sie funktioniert und was nicht, was Sie optimistisch und bei Laune hält, was Sie tun müssen, um

Hindernisse zu überwinden und Herausforderungen zu meistern – und nie Ihr Lächeln zu verlieren. Ihr Leben ist ein spannendes Abenteuer – gehen Sie neugierig und enthusiastisch in die Zukunft. Sie können nur gewinnen! Und seien Sie nicht schüchtern, was Ihre Stärken und Talente betrifft. Werden Sie Ihr größter Fan, denn der Glaube an sich selbst wirkt wahre Wunder!

Teil zwei dieses Buches konzentriert sich auf sechs Bereiche, die auf der „Das-muss-ich-ändern-Liste" der meisten meiner Klienten ganz oben stehen:

- Selbstbewusstsein
- Gewicht
- Glück
- Karriere
- Beziehungen
- Geld

Sie erfahren, wie Ihr selbstbewusstes neues Ich in all diesen Bereichen Fortschritte erzielen kann.

Sie besitzen die Macht, neue spannende Möglichkeiten für sich zu schaffen, und Ihr Leben wird reicher und faszinierender, sobald Sie bereit sind, rauszugehen und sich ihm zu stellen. Packen Sie's an! Unterschreiben und datieren Sie den folgenden Vertrag, und tun Sie den ersten Schritt in Ihr neues Leben jetzt!

Mein Vertrag

Ich, ...,
verpflichte mich, die Zeit zu finden, dieses Buch zu lesen. Ich bin bereit zu Veränderungen und achte meine Entscheidung, stets mein Bestes zu geben.

Ich erkläre mich bereit zur Anwendung der Strategien und Übungen und dazu, meinen Fokus auf die Verbesserung meines Lebens zu richten.

Ich bin entschlossen, Erfolg zu haben, und weiß, dass ich Erfolg haben werde.

Datum: . . . .

Unterschrift: . . . .

TEIL EINS

SIEBEN SCHRITTE, WIE SIE IHR EIGENER LIFE COACH WERDEN

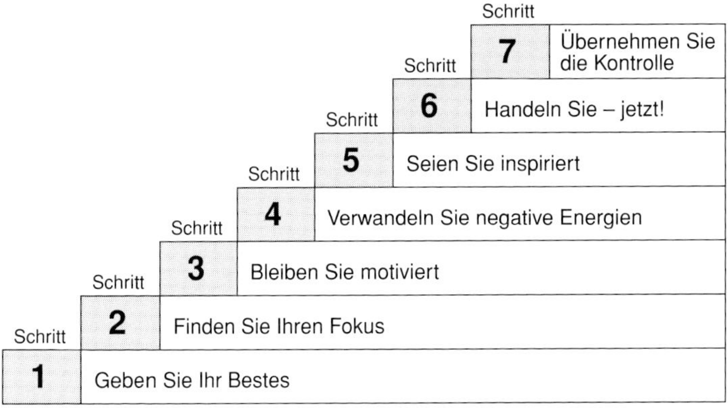

Schritt 1: Geben Sie Ihr Bestes

Man muss genau das tun, was man glaubt, nicht zu können.
ELEANOR ROOSEVELT

Wenn Sie einen Raum betreten, umgibt Sie die Aura all dessen, was Sie ausmacht. Eine nicht greifbare Präsenz, die von anderen trotzdem sehr intensiv gespürt wird. Werfen Sie vorher einen Blick in den Spiegel – auf Frisur, Make-up, Kleidung und Schuhe –, sehen Sie nur das äußere Bild. So wichtig der äußere Auftritt ist, er nutzt nichts, wenn Sie keinen „inneren Stil“ besitzen.

Kürzlich arbeitete ich für die Zeitschrift *Cosmopolitan* an einer Vorher-Nachher-Geschichte mit. Neben Experten für Styling, Haare und Beauty sollte ich als Selbstbewusstseins-Coach drei Leserinnen zu einem völlig neuen Image verhelfen. Denn während schickes Outfit, schöne Haare und dezentes Make-up das Ego streicheln, benötigen wir obendrein eine große Portion Selbstvertrauen, um uns hundertprozentig entspannt und gut zu fühlen. Immer mehr Menschen erkennen: Wie wir uns im Innern fühlen, ist entscheidend für unsere Wirkung in der Außenwelt.

Erfolge ziehen Erfolge an

Die Präsenz, von der ich sprach, ist ein Ausdruck Ihrer selbst, der bestimmt wird durch Ihre Gedanken, Überzeugungen und Erwartungen. Und der anderen eine Menge über Sie erzählt. Wenn Sie selbstbewusst sind, zeigt sich das in Ihrer Körpersprache, Ihrem Gesicht und in dem, was Sie sagen. Werden Sie von Selbstzweifeln und Unsicherheit geplagt, ist auch das sichtbar. Im Leben ziehen wir jene Erfahrungen an, die unseren Überzeugungen und Erwartungen am ehesten entsprechen. Sich selbst erfüllende Prophezeiungen funktionieren wie folgt: –

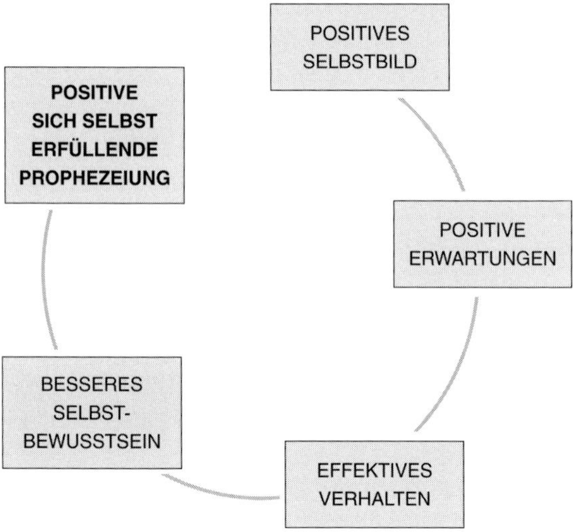

Denken Sie an eine Zeit zurück, in der Sie sich von Grund auf gut fühlten. Erinnern Sie sich, wie Ihr positives Innenleben vergleichbare Ergebnisse in der Außenwelt zur Folge hatte, die wiederum Ihr Selbstwertgefühl positiv beeinflussten?

Betrachten wir nun das negative Pendant:

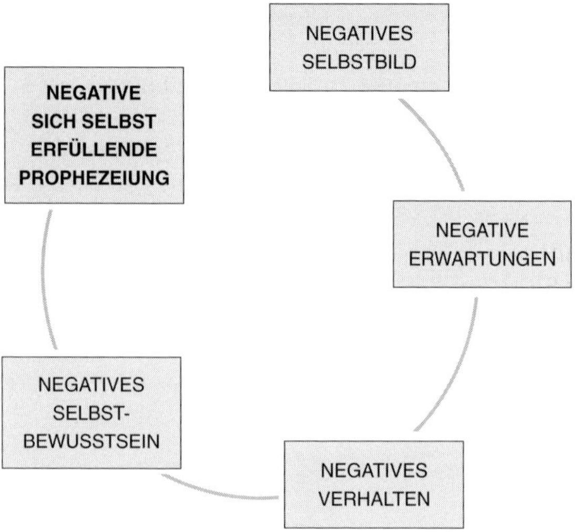

Denken Sie nun an eine Situation zurück, in der Sie in diesem Teufelskreis steckten, und daran, wie leicht es war, sich erdrückt zu fühlen. Glauben Sie mir, wir alle fühlen uns schnell hilflos, wenn wir es zulassen. *Lassen Sie es nicht zu!* Erkennen Sie, dass Negativität nur Negativität anzieht, und beschließen Sie, sie ein für alle Mal aus Ihrem Leben zu verbannen.

Wissen ist Macht. Finden Sie also heraus, was es ist, woran Sie sich festklammern und was nicht mehr für Sie funktioniert. Sobald Sie wissen, was Sie zurückhält, können Sie es loslassen und Ihren Weg fortsetzen, der Sie zum Erfolg führen wird. Verwenden Sie eine positive Einstellung als Methode persönlichen Wachstums. Dieses Buch hilft Ihnen, sich selbst besser kennenzulernen. Fangen Sie an, alles, was Sie über sich selbst wissen, zu Ihrem größtmöglichen Vorteil zu nutzen. Sie werden fortan besser verstehen, wohin Sie sich entwickeln und warum und wie Sie die Türen zu neuen, spannenden Möglichkeiten aufstoßen können. Vielleicht überrascht Sie die Feststellung, dass in Ihrem Leben gerade die kritischsten Phasen, die Ihre Nerven auf eine harte Belastungsprobe stellten, wichtige Wendepunkte waren. Schwierige Lebensphasen zu meistern verleiht mehr Stärke und Entschlossenheit und führt Ihnen vor Augen, dass Sie mehr Power besitzen, als Sie bisher glaubten.

Tipp:

Lassen Sie all Ihre Erfahrungen für Sie arbeiten. Das ist einer der kostbarsten Ratschläge, den ich Ihnen geben kann. Indem Sie jede Situation als Lernerfahrung werten, gewinnt Ihr Leben eine höhere Bedeutung. Nicht vergessen: Alles zählt! Diese Einstellung mindert den Druck, immer alles sofort richtig machen zu müssen. Akzeptieren Sie das Leben als Ihren Lehrmeister. Seine Lektionen helfen Ihnen, Ihr einzigartiges und faszinierendes Selbst besser kennenzulernen.

Der Stoff, aus dem Sieger sind

Siegen hat nicht immer etwas damit zu tun, die Nummer eins zu sein – Siegen ist eine Geisteshaltung.

ZOE KOPLOWITZ

Man kann auf zwei Arten siegen: indem man als Erster durch die Zielgerade geht und indem man vielleicht nicht gewinnt, aber das Beste aus sich herausholt.

Zum ersten Mal hörte ich 1999 von Zoe Koplowitz, als eine kurze Zeitungsmeldung von ihrer ungeheuren Leistung berichtete. Obwohl die Amerikanerin an Diabetes und multipler Sklerose erkrankt war, hatte die 50-Jährige am London-Marathon teilgenommen. Zoe hatte die 42 Kilometer auf einem Paar lila Krücken zurückgelegt und 30 Stunden gebraucht – 28 Stunden länger als der Sieger.

Als ich anfing, dieses Kapitel zu schreiben, fiel mir Zoe wieder ein, und ich suchte im Internet nach Informationen über sie. Und was, glauben Sie, fand ich? Sie hat aus einer Schwäche eine Stärke gemacht und ist nun stolz auf den Titel der langsamsten Marathonläuferin der Welt. In den USA ist sie eine Berühmtheit geworden, sie hat 13 New-York-Marathons in Folge absolviert, hohe Spendensummen für die Multiple-Sklerose-Gesellschaft gesammelt und ein inspirierendes Buch mit dem Titel *Winning Spirit* geschrieben. Zoe glaubt, ihre Läufe hätten deshalb so großes Medieninteresse geweckt, weil „der Trend endlich von ‚die Nummer eins sein ist am besten hingehe zu ‚in jeder Situation sein Bestes geben'".

Geschichten wie diese von Menschen, die erstaunlichen Mut haben und sich durch nichts unterkriegen lassen, verleihen uns Auftrieb. Wir teilen ihre Stärke und werden daran erinnert, welches Potenzial der menschlichen Spezies innewohnt. Entfalten auch Sie Ihr ganzes Potenzial. Sie können viel mehr, als Sie sich zutrauen!

Sie haben alles, was Sie brauchen

Woher weiß ich von dem Potenzial, das in Ihnen schlummert? Warum glaube ich, Ihnen helfen zu können, das Beste aus sich herauszuholen?

Ich bin der festen Überzeugung, dass ein unerschöpfliches Kraftreservoir in Ihnen schlummert und sich Ihre natürlichen Talente und Stärken mit der richtigen Anleitung und positiven Unterstützung voll entfalten werden. Wir alle kennen Beispiele von Menschen, die in einer Krise alle Erwartungen an sich selbst weit übertroffen haben. Wenn man keine andere Wahl hat, kann jeder Unvorstellbares vollbringen.

Auszeit:

Legen Sie Ihr Buch beiseite und gönnen Sie sich ein paar Minuten der Entspannung. Schauen Sie sich um und machen Sie sich bewusst, was für ein Wunder Ihr Leben ist. Vielleicht können Sie von Ihrem Fenster aus die Wolken sehen. Tun Sie nichts anderes, als den Wolken zuzusehen, und vergessen Sie all die Dinge, die Sie beschäftigen. Genießen Sie das Hier und Jetzt, atmen Sie tief und würdigen Sie die Schönheit der Natur. Nehmen Sie sich die Zeit, solche Momente intensiv zu genießen. Das gibt Ihnen Stärke und die Kraft zum Weitermachen. Die Wolken zu beobachten dient keinem anderen Zweck als dem, Ihnen die Kostbarkeit des Lebens vor Augen zu führen. Ihr Leben ist kostbar und Sie sind es auch!

In Extremsituationen bleibt uns nichts anderes übrig, als tiefer zu graben und neue und größere persönliche Stärken an die Oberfläche zu befördern. Und weil wir keine andere Wahl haben, finden wir tatsächlich die Ressourcen, die wir brauchen – deshalb fördern Krisen unser persönliches Wachstum. Aber warum auf ein Desaster warten, um sich auf verborgene Talente und brachliegende Fähigkeiten zu besinnen? Wenn etwas in Ihrem Leben Sie stört, sitzen Sie nicht untätig herum und warten, bis sich das Problem von allein löst. Warum abwarten, bis man Ihnen Ihren langweiligen Job kündigt, bevor Sie einen neuen Karriereschritt wagen? Warum in einer kaputten Beziehung ausharren, wo ein anderer Partner vielleicht viel besser zu Ihnen passt? Und wenn Sie sich einfach nur gestresst und überlastet fühlen, sollten Sie kürzertreten und unvoreingenommen überprüfen, in welche Richtung Ihr Leben geht und warum, bevor Sie ausbrennen.

Zu Siegern werden meist Menschen, die beschlossen haben, mit Begriffen wie „Durchschnitt“, „normal“, „gewöhnlich“, „vorhersehbar“ nicht viel anfangen zu können. Um ein ungewöhnliches Leben zu führen, müssen Sie bereit sein, das Gewöhnliche hinter sich zu lassen. Das kann erfordern, dass Sie sich nicht immer an Konventionen halten, und es verlangt ganz sicher, dass Sie sich selbst treu bleiben.

Denken Sie an Personen, die in ihrem Leben Außerordentliches geleistet haben. Es ist ihre Extraportion Charisma, die ihren Erfolg anfacht. Dieser Magnetismus ist der Stoff, aus dem Sieger, Optimisten und Denker mit Vision sind. Kreative und einflussreiche Unternehmer wie Anita Roddick, Gründerin der Body-Shop-Kette, und Richard Branson, Inhaber von Virgin, haben ihr Talent und ihren Fokus in die Waagschale geworfen und mehr als nur ein florierendes Unternehmen geschaffen. Was die Unterhaltungsbranche betrifft, denken Sie an Steven Spielberg, den Regisseur herausragender Filme mit Botschaft, und an Madonna, die sich immer wieder auf spannende Weise neu erfindet. Sportasse wie Tiger Woods und die Williams-Schwestern arbeiten regelmäßig mit Techniken wie positives Denken und Visualisierung. Wer die Liste erfolgreicher und motivierter Menschen fortsetzt, merkt schnell, dass sie alle ein starkes Gefühl für ihr Selbst und den Sinn im Leben besitzen. Das soll nicht heißen, dass Sie prominent sein müssen, um ein Sieger zu sein – überhaupt nicht. Aber um es an die Spitze zu schaffen und *sich dort oben zu halten*, mussten diese Menschen permanent ihr Bestes geben und sich den Glauben an ihre Ziele zu 100 Prozent bewahren. Stellen Sie sich nur vor, wie sich Ihr Leben ändern würde, wenn Sie stets Ihr Bestes geben würden!

Das nächste Mal, wenn Sie im Zug oder im Bus sitzen oder durch die Straßen gehen, werfen Sie einen Blick auf die Leute um Sie herum. Sehen und spüren Sie die Energie, die sie ausstrahlen? Wirken sie heiter und optimistisch? Glücklich und hellwach? Glimmt in ihnen ein besonderes Feuer? Geht ein

Funke von ihnen aus? Erwidern sie Ihren Blick, wenn Sie sie ansehen?

Sie werden erkennen, dass die meisten mit ihren eigenen Gedanken beschäftigt sind, und ihrer Miene nach zu urteilen, sind diese Gedanken alles andere als optimistisch. Und das ist der springende Punkt: Positive Menschen bekommen, was sie sich wünschen, weil sie an sich selbst glauben und an das Leben. Auch Sie haben die Macht, negative Gedanken ins Positive zu verwandeln und damit Ihr unbändiges kreatives Potenzial zu entfesseln. Sind Sie bereit, Außerordentliches zu schaffen, aus der Masse herauszustechen und Erfolge anzuziehen?

Zehn Wege, wie Sie Erfolge anziehen

1. Bleiben Sie sich selbst treu.
2. Zelebrieren Sie Ihre Einzigartigkeit.
3. Kultivieren Sie Ihre inneren Stärken und Talente.
4. Think big!
5. Glauben Sie an sich selbst und strahlen Sie Selbstbewusstsein aus.
6. Beginnen Sie mit der Realisierung eines Ihrer Ziele.
7. Machen Sie sich das Wunder Ihres Lebens bewusst.
8. Würdigen Sie alle Ihre Erfahrungen.
9. Holen Sie sich, was Sie wollen.
10. Geben Sie niemals auf!

Die Macht der Gedanken

Eine überlieferte Geschichte erzählt von einem Reisenden, der an einer Stadtfestung einem weisen Mann begegnet.

> „Welche Art von Leuten lebt hier?“, fragte der Reisende.
> Der Weise erwiderte: „Wie sind die Menschen dort, wo du herkommst?“
> „Oh, sie sind gedankenlos, selbstgerecht und heuchlerisch“, antwortete der Reisende.

„Genau diese Leute wirst du hier finden“, sagte darauf der Weise.
Eine Weile später kam ein anderer Wanderer und fragte den weisen Mann: „Sag, wie sind die Leute, die hinter diesen Mauern leben?“
Der Weise erwiderte: „Erzähl mir, wie die Menschen dort sind, wo du herkommst.“
„Nun, sie sind gütig und großzügig, und jeder kümmert sich um den anderen“, antwortete der Wanderer.
„Genau das wirst du hier finden“, erklärte der Weise.

Unsere Gedanken, Worte und geistigen Bilder formen unsere Erfahrung der Realität. Negative Gedanken und Visionen ziehen nicht die positiven Veränderungen an, die Sie anstreben – das tut nur positive Energie!

Als Sie klein waren, lernten Sie, sich selbst und die Welt um Sie herum durch die Worte und Taten der Erwachsenen in Ihrem Leben zu begreifen. Neugierig und vertrauensselig, saugten Sie alles auf, was Ihnen begegnete, egal ob es gut, schlecht, beängstigend, bestärkend, bedrohlich, liebevoll oder wie auch immer war. Als Säugling und Kleinkind glaubten Sie alles, was Ihre Umwelt Ihnen mitteilte – sowohl gesprochene Botschaften als auch subtilere Gedanken- und Verhaltensmuster. Diese Botschaften haben Sie verinnerlicht und zu einem Teil Ihres persönlichen Glaubenssystems gemacht. Unbewusst haben Sie damit programmiert, wie Sie handeln, fühlen und sich verhalten. Ihre mentalen und emotionalen Muster und die Art, wie Sie sich verhalten, sind demnach nichts weiter als Gewohnheiten, die Sie gelernt haben! Sie sind nicht in Stein gehauen, und es spricht nichts dagegen, sie auszutauschen, wenn sie nicht mehr funktionieren. Wir werden an späterer Stelle genauer darauf eingehen, wie unsere Programmierungen unser Leben beeinflussen. Im Moment genügt es zu erkennen, dass Sie die Welt durch den Filter erlernter Muster wahrnehmen.

Wenn wir glauben und erwarten, dass andere uns unfreundlich und feindselig begegnen, wird sich unsere Erwartungshaltung bestätigen, denn wir gehen verhalten und argwöhnisch auf sie zu. Glauben wir jedoch an das Gute in unseren Mitmenschen, werden wir ihre besten Qualitäten an die Oberfläche locken, weil sie unbewusst unsere Erwartungen erfüllen wollen. Nicht *was* man sieht, sondern *wie* man etwas sieht – darauf kommt es an. Sobald Sie eingesehen haben, wie Ihre negativen Muster Ihr Leben einschränken, sind Sie um eine wertvolle Information reicher. Denn nun können Sie negative in positive Muster verwandeln. Mit anderen Worten: Es liegt an Ihnen, Ihre selbst auferlegten Begrenzungen abzuschütteln und frei zu werden, das Beste aus sich herauszuholen.

ÜBUNG:

Negative und positive Muster erkennen

Wissenschaftliche Studien der Universität Kalifornien beweisen, dass ein Muster umso stärker wird, je öfter wir es wiederholen, und nach und nach schwächer wird, je weniger wir es benutzen. Machen Sie sich daher Ihre negativen und positiven Verhaltensmuster bewusst. Sie können das auf zwei Arten tun:

1. Hören Sie anderen zu. Achten Sie auf die negativen und positiven Worte und Formulierungen, die sie verwenden. Am besten, Sie erzählen niemandem von Ihrer Recherche. Ihre geschärfte Aufmerksamkeit macht Ihnen sehr bald die Unterschiede zwischen positiver und negativer Energie bewusst.
2. Hören Sie sich selbst zu, Ihren Worten und Gedanken. Hüten Sie sich dabei vor übertriebener Selbstkritik, die immer schlecht ist. Bleiben Sie so distanziert wie möglich, während Sie sich bewusst machen, wie Sie selbst positiven und negativen Überzeugungen Ausdruck verleihen.

Denken Sie über das nach, worauf Sie stoßen. Was charakterisiert Ihre persönlichen Gedankenmuster? Notieren Sie Ihre Ergebnisse in Ihrem Notizbuch, das wird Ihnen später nützlich sein.

Aufgewacht!

Um Ihr Bestes zu geben und Erfolge anzuziehen, müssen Sie einen Prozess fortsetzen, mit dem Sie bereits begonnen haben: Sie müssen sich selbst besser kennenlernen. Wann immer Dinge schieflaufen und Sie sich am Boden zerstört fühlen, greift eine transformierende Kraft: Das Bewusstsein dessen, wer Sie sind und was Sie wollen, hebt Sie auf eine neue Erfahrungsebene, sodass Sie neue Einsichten gewinnen, sich höhere Ziele stecken, sich energiegeladener und lebendiger fühlen können.

Ein besseres Selbstverständnis steigert Ihr Energielevel. Es kann Sie wie ein Blitz aus heiterem Himmel treffen oder – weniger dramatisch – der Groschen sein, der endlich fällt. Denken Sie an eine Situation zurück, als Sie diese Erfahrung machten. Vielleicht haben Sie sich bei einer zynischen Selbstkritik oder negativen Beurteilung ertappt. Vielleicht tauchte ein ungelöstes Problem aus der Vergangenheit auf, dessen Lösung Sie, so wurde Ihnen schlagartig klar, nicht eine Sekunde länger aufschieben durften. Oder Sie haben eine Person und die Beziehung zwischen ihr und Ihnen zum ersten Mal klar durchschaut.

Persönliche Einsichten sind Momente, in denen Sie Dinge realisieren und die Sie in ein gewisses Staunen versetzen, als seien Sie plötzlich aus einem Dornröschenschlummer erwacht, nach dem Motto: *Moment mal, was ist denn hier los?* Sobald Sie bereit sind, aufzuwachen und einen klaren Blick auf Ihr Leben zu werfen, wird Ihnen klar, was wirklich los ist und warum. Dieser Realitätsgewinn erleichtert es Ihnen, von jetzt an die richtigen Entscheidungen zu treffen und richtig zu handeln. Frische Energie durchströmt Sie, und Sie befinden sich im Fluss, statt gegen den Strom zu schwimmen.

Selbstverständnis bedeutet keine Einschränkung, sondern vielmehr, dass alles, was Sie tun, bewusst gewählt ist und nicht spontan durch Ihre Emotionen diktiert wird, womit die vorhersehbaren Reaktionen, die Ihnen so viel Kummer bereiten, endlich ein Ende haben. Wie oft haben Sie es bereut, wenn Ihnen in der Hitze des Gefechts ein unangemessener Kommentar entwischte oder Sie plötzlich einen Wutanfall bekamen?

Übereilte Reaktionen machen eine Partnerschaft binnen Sekunden zum Kriegsgebiet, und wer möchte das schon?

Wer sich selbst besser kennt, betrachtet sein Leben und seine Beziehungen aus neuer Perspektive. Sie erhalten mehr Zeit und Raum, Ihre Gedanken und Gefühle abzuwägen, Ihre Energie kennt keine Grenzen, und Ihre Reaktionen werden kreativer und effektiver.

Mehr sehen, mehr fühlen – und wachsen!

Sich selbst besser kennenzulernen ist mehr als ein vages Konzept. Es ist ein konkretes Werkzeug, die Erfahrungen Ihres Alltags nicht länger als banal, sondern als faszinierend zu empfinden. Sie sehen mehr, fühlen mehr – und wachsen mit jeder Sekunde! Natürlich wird es Momente geben, in denen Ihnen alles zu viel wird und Sie Ihren Wachstumsprozess am liebsten sausen lassen möchten. Ein besseres Selbstverständnis erfordert, dass Sie im Geist und im Herzen offen bleiben, und manchmal fällt das sehr schwer. Wenn Sie sich unsicher, bedroht oder kritisiert fühlen, setzen diese Selbstzweifel einen negativen Zyklus in Gang, in dessen Folge Sie Ihren Geist und Ihr Herz verschließen. Was Ihnen wie eine Abwehrreaktion oder Schutzmaßnahme vorkommen mag, schneidet Sie in Wirklichkeit von der Lebendigkeit und der Energie ab, die Sie durchströmen, wenn Sie sich Ihrer Gedanken, Gefühle und Verhaltensweisen bewusst sind. Schotten Sie sich stattdessen ab, sackt Ihr Energielevel jäh nach unten, mit der Folge, dass Sie sich „down" fühlen und Ihren Alltag als öde und langweilig empfinden.

Werten Sie Langeweile und Apathie als Alarmsignale, die Sie warnen, dass es Zeit ist, aufzuwachen und anzufangen, jeden einzelnen Tag bewusst zu leben – sofort in dem Moment, wenn diese Gefühle Sie beschleichen. Ihr besseres Selbstverständnis sorgt dafür, dass keine Sekunde mehr unbewusst vergeht. Selbst Augenblicke der Langeweile gewinnen durch diese Alarmfunktion an höherer Bedeutung.

Sprechen Sie sich Mut zu

Wenn Sie sich selbst besser kennenlernen, finden Sie vermutlich heraus, *dass Sie anders sind, als Sie zu sein glaubten.* Sie sind stark und brillant – warum lassen Sie Ihr Licht nicht endlich leuchten? Verstecken Sie sich nicht länger, hören Sie auf, Ihren Wert und Ihre Fähigkeiten in Zweifel zu ziehen! Richten Sie Ihren Blick nach innen – dort finden Sie alles, was Sie für Ihre nächsten Schritte brauchen.

Sich selbst kennenzulernen heißt auch zu lernen, auf Ihrer eigenen Seite zu stehen. Darüber spreche ich sehr oft mit meinen Klienten. Um die Bedürfnisse anderer kümmern wir uns meist sehr gut und rücken darüber unsere eigenen Interessen in den Hintergrund. Sobald Sie anfangen, übertrieben selbstkritisch zu sein und sich selbst schlecht zu behandeln, verlieren Sie das Vertrauen in sich und Ihre Fähigkeiten.

ÜBUNG:

Jeden einzelnen Tag bewusst leben

Die folgenden Punkte helfen Ihnen, Ihr Energielevel zu steigern und sich so lebendig wie möglich zu fühlen:

- Schreiben Sie „JEDER TAG ZÄHLT!“ auf ein großes Blatt Papier, das Sie gut sichtbar aufhängen. Machen Sie kleinere Kopien, die Sie in Ihrem Auto, in Ihrer Handtasche oder auf Ihrem Schreibtisch aufbewahren. Gedächtnisstützen sind immer nützlich – zu leicht verlieren wir uns in den Niederungen des Alltags und vergessen unseren Fokus.
- Bleiben Sie offen für neue Ideen und Möglichkeiten. Nur wenn Sie Neues willkommen heißen, sind Veränderungen möglich.
- Lernen Sie zu merken, wenn Ihr Energielevel zu sinken beginnt. Fühlen Sie sich durch etwas bedroht? Wenn ja, wodurch?
- Lassen Sie Ihre Emotionen nicht Ihr Leben diktieren. Denken Sie nach, bevor Sie handeln.

- Entspannen Sie sich und geben Sie sich die Chance, im Fluss zu sein.
- Erinnern Sie sich daran, dass Ihr Leben einen höheren Sinn hat.
- Sagen Sie Ja zu Ihrem Leben!

Denken Sie an die Beziehung, die Sie zu Ihrer besten Freundin haben. Sie teilen Höhen und Tiefen mit ihr, unterstützen sie und sprechen ihr Mut zu. Warum bauen Sie nicht eine solche Beziehung zu sich selbst auf? Werden Sie Ihr engster Verbündeter und setzen Sie sich niemals selbst herab (nicht in Gedanken, Worten oder Handlungen). Lieben und respektieren Sie sich – Sie verdienen es.

Befreien Sie sich von allen einengenden Überzeugungen. Sie können Ihr ärgster Feind oder Ihr eigener bester Freund sein. Nur wer an sich selbst glaubt, findet den Willen, sein Bestes zu geben und zu siegen – gegen alle Widrigkeiten. Machen Sie sich klar, dass Ihre innere Stärke für Sie siegen wird und Ihre größte Herausforderung immer Sie selbst sein werden. Sieger sind entschlossen und fokussiert und gegen Niederlagen gefeit, weil sie stets fest an das glauben, was sie tun. Wenn ein Hindernis sie zu Fall bringt, stehen sie wieder auf, klopfen den Staub ab und setzen ihren Weg unbeirrt fort. Auch Sie besitzen diese innere Stärke und Unbeugsamkeit. Die Vergangenheit hat keine Macht über Sie, denn die Gegenwart erlaubt es Ihnen, neue Entscheidungen zu treffen – jetzt! Geben Sie Ihr Bestes.

Auszeit

FÜNF-MINUTEN-ENTSPANNUNG

Entspannung für den Körper

Sitzen oder liegen Sie in einer bequemen Position und schließen Sie Ihre Augen. Holen Sie tief Luft und fühlen Sie, wie aller Stress und alle Anspannung von Ihnen abfallen. Achten Sie auf den Rhythmus Ihrer Atmung. Während Sie einatmen, stellen Sie sich vor, dass Frieden in Ihren Körper strömt. Beim Ausatmen stellen Sie sich vor, dass alle Anspannung Ihren Körper verlässt.
Folgen Sie Ihrem Atemrhythmus: Atmen Sie Frieden ein und körperliche Anspannung aus.

Entspannung für den Geist

Holen Sie wieder tief Luft und stellen Sie sich bei der Einatmung vor, dass Ihr Geist von Frieden erfüllt wird. Beim Ausatmen stellen Sie sich vor, dass Anspannung und Sorgen entweichen.
Folgen Sie Ihrem Atemrhythmus: Atmen Sie Frieden ein und mentale Anspannung aus.

Alles loslassen

Holen Sie erneut tief Luft und entspannen Sie vollkommen. Während Sie alles loslassen, finden Sie einen stillen Ort tief in Ihrem Innern. Verweilen Sie hier, solange Sie möchten.

Zurückkommen

Wenn Sie bereit sind, öffnen Sie Ihre Augen und kehren Sie langsam in den Raum zurück. Halten Sie so lange wie möglich an dem Zustand tiefer Entspannung fest.

Schritt 2: Finden Sie Ihren Fokus

Sich ganz auf eine Sache zu konzentrieren
ist eines der wichtigsten Erfolgsattribute im Leben,
egal welches Ziel man verfolgt.

John D. Rockefeller Jr.

Das Leben steckt voller Überraschungen. Wer weiß, was hinter der nächsten Ecke wartet? Obwohl eine hohe Erwartungshaltung sicher aufregend ist, wäre es nicht großartig zu wissen, dass unsere Hoffnungen Hand und Fuß haben, auf einer realen Möglichkeit basieren, weil unsere Karten immer gut gemischt sind?

Darauf zu warten, dass etwas passiert, auf eine Fügung des Schicksals, auf eine Glücksfee, die uns sanft bei der Hand nimmt, hat zur Folge, dass wir permanent in Unsicherheit schmoren – ein nicht sehr angenehmes Gefühl. Viel besser ist die Gewissheit, eine bewusste Entscheidung getroffen zu haben, wohin man steuert und warum; sich treiben zu lassen macht nur in der Freizeit Spaß. Mir gefällt das Sprichwort portugiesischer Fischer: „Bete zu Gott, aber du musst auch feste rudern." Mit anderen Worten: Einen festen Glauben zu haben ist gut, aber man muss auch seinen Teil beitragen. Und dieser Teil ist nicht schwer.

Es reicht, wenn Sie herausfinden, was Sie wollen, und dann alles in Ihrer Macht Stehende tun, damit es tatsächlich eintritt. Das verlangt Konzentration und Selbstverständnis. Definieren Sie genaue Ziele, erkennen Sie Ihre Stärken und Talente, respektieren Sie Ihre Werte und Ansichten – und dann geben Sie eine Prise persönliche Ausstrahlung hinzu. Die Kombination dieser „Zutaten sorgt dafür, dass Sie Ihre Weichen auf Erfolg stellen.

Neue Klienten frage ich zu Beginn eines Beratungsgesprächs immer zuerst, was genau sie erreichen wollen. Die Antwort kommt oft wie aus der Pistole geschossen: „Ich will abnehmen/einen neuen Job/mehr Selbstbewusstsein in Beziehungen." Wenn Sie sich unsicher oder in einer Sackgasse fühlen oder das vage Gefühl haben, dass etwas nicht stimmt in Ihrem Leben, gibt Ihnen die Beantwortung dieser Frage so gut wie auf der Stelle neue Kraft und einen neuen Fokus. Fragen Sie sich: „Was möchte ich erreichen?“ Das „Wie“ sollte Sie im jetzigen Stadium noch nicht kümmern, aber wenn Sie das „Was“ klären, finden Sie zu einer fokussierten Vision, die erfolgreiche Veränderungen ermöglicht.

ÜBUNG:

Machen Sie eine Bestandsaufnahme

Beantworten Sie die folgenden Fragen:

1. Was wollten Sie immer schon tun, haben sich aber bisher nie getraut?
2. Was würden Sie anders machen in Ihrem Leben, wenn Geld keine Rolle spielen würde?
3. Was halten Sie für Ihre größten Stärken?
4. Sie leben Ihre Träume. Wie sehen diese Träume aus? Wie fühlen Sie sich dabei?

Das Lebensrad

Jeder Abschnitt des Lebensrad-Diagramms repräsentiert einen Bereich Ihres Lebens. Im Zentrum ist der Zufriedenheitsgrad 0 (absolut unzufrieden), am äußeren Rand 10 (absolut zufrieden).

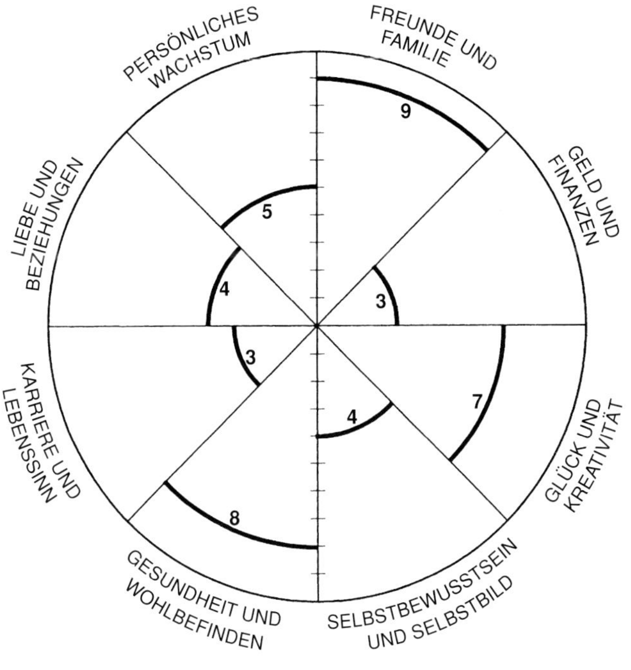

Beispiel für ein Lebensrad

ÜBUNG:

Ihr persönliches Lebensrad

Schätzen Sie Ihren Zufriedenheitsgrad auf dem Lebensrad ein. Ist Ihr Lebensrad ausgewogen oder hat es viele Ecken und Kanten? Mit welchen Bereichen sind Sie zufrieden? Wo würden Sie gern Änderungen vornehmen? Wir werden später auf dieses Diagramm zurückkommen.

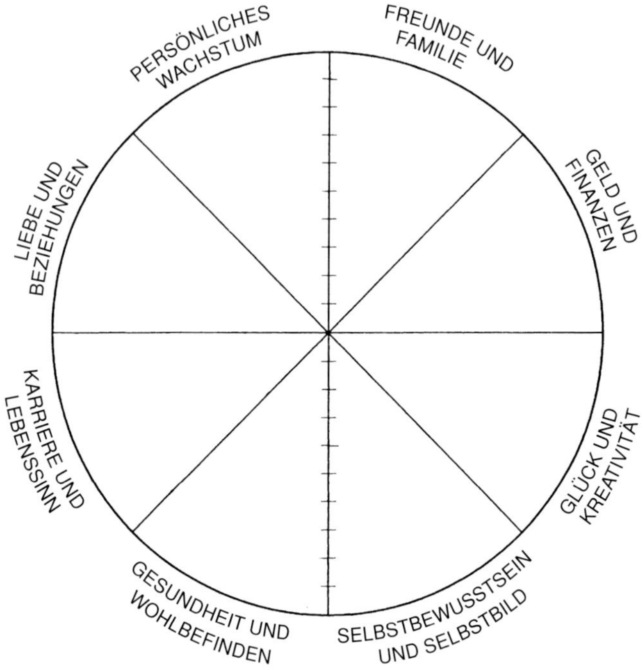

Ihr persönliches Lebensrad

Ziele sind das A und O

Eines muss Ihnen klar sein: Wenn Sie weiter das tun, was Sie momentan tun, bleibt Ihr Ergebnis dasselbe.

Der weltbekannte Hypnotiseur Paul McKenna hat sein Leben vor zehn Jahren massiv umgekrempelt. Damals setzte er sich hin und fragte sich: „Wenn ich meinen jetzigen Kurs fortsetze, wo stehe ich in fünf Jahren?" Er erkannte, dass er nicht erfüllter sein würde – weder emotional, finanziell noch sonst wie – und horchte in sich hinein, um herauszufinden, was er wirklich wollte und was wichtig für ihn war. Seither hat er nie mehr zurückgeschaut. Er hat seine Ziele konkretisiert und Pläne entwickelt, wie er sie verwirklichen könnte – und dann genau das getan. Plötzlich verspürte er mehr Energie und Enthusiasmus und alles wendete sich zum Besseren. Er erlangte internationalen Ruhm, Prominente aus Film und Fernsehen sowie Angehörige des britischen Königshauses schenkten ihm ihre Aufmerksamkeit. Paul brachte es zu spektakulärem Erfolg auf seinem Gebiet, weil er sich ein konkretes Ziel steckte und fokussiert blieb. Er sagt: „Hätte ich dieses Ziel nicht identifiziert und nicht darauf hingearbeitet – ich bin sicher, ich stünde heute nicht da, wo ich stehe.

Wir alle setzen uns Ziele – ob bewusst oder unbewusst. Betrachten Sie Ihr heutiges Leben und erkennen Sie: Was Sie heute tun und mit wem, ist das direkte Resultat von Entscheidungen, die Sie in der Vergangenheit getroffen bzw. nicht getroffen haben. Greifen Sie drei Bereiche Ihres Lebens heraus, zum Beispiel Beziehungen, Finanzen und Karriere. Überlegen Sie für jeden Bereich, inwiefern eine vergangene Entscheidung oder Handlung etwas Positives hervorgebracht hat. Nun überlegen Sie, inwiefern eine Entscheidung oder ein Verhalten Dinge hervorgebracht hat, die Sie nicht wollten. Sehen Sie ein, welche Rolle Sie bei der Herbeiführung dieser Ergebnisse gespielt haben? Nachdem Sie erkannt haben, wie wichtig es ist, sich Ziele zu setzen, können Sie das, was Sie möchten, aktiv verfolgen und es auch erreichen!

Die Macht des Unterbewussten

Im Jargon der Computerwelt ist GIGO ein Kürzel für „garbage in, garbage out“, also „Müll rein, Müll raus“. Mit anderen Worten: Programmiert man einen Computer mit Müll, spuckt er auch nur Müll aus.

Der größte und einflussreichste Teil der Psyche ist das Unterbewusstsein. Es funktioniert exakt wie ein Computer analysiert, kalkuliert, wertet aus, plant und hilft bei der Verwirklichung von was immer Sie sich wünschen oder wovon Sie träumen. Falls Sie dies bezweifeln, seien Sie versichert, dass Ihr Unterbewusstsein, selbst während Sie diese Zeilen lesen, damit beschäftigt ist, Ihre Hauptanliegen einzukreisen, relevante Fakten zu absorbieren und einen Plan auszuarbeiten, mit dem Sie Ihr Wunschergebnis auch bestimmt erreichen. Wovon Ihr Unterbewusstsein glaubt, dass Sie es wollen – das wird sein Meisterplan herbeiführen. Die große Frage ist: Wovon glaubt Ihr Unterbewusstsein, dass Sie es wollen?

Tipp:

Menschen, die nicht das bekommen, was sie sich wünschen, richten ihren Fokus oft unterbewusst auf Negatives, indem sie sich zum Beispiel fragen: „Warum gelingen mir Dinge nicht?“ oder: „Wieso nehme ich partout nicht ab?“ Die Wiederholung solch negativer Suggestionen verstärkt nur ihre Macht. Statt sich auf das zu konzentrieren, was Sie nicht wollen, konzentrieren Sie sich lieber auf die Dinge, die Sie wollen. Zur Verstärkung positiver Suggestionen stellen Sie hilfreiche Frage wie: „Wie sorge ich dafür, dass mir Dinge gelingen?“ oder: „Wie kann ich abnehmen?“ Die Gedanken, die wir am häufigsten haben, formen unsere Realität. Achten Sie also darauf, Ihren Fokus auf Positives zu richten!

Wenn Sie es mit negativen Aussagen füttern wie „Ich habe Angst“ und „Ich werde nie Erfolg haben“, bemüht sich Ihr loyales Unterbewusstsein, genau das zu Ihrer Realität zu machen. Füttern Sie es jedoch mit Aussagen wie „Ich fühle mich reich“ und „Mein Leben ist glücklich“, strengt es sich an, diese Erwartungshaltung zu bedienen. Ihr Unterbewusstsein ist Ihr größter und mächtigster Freund: Immer auf Ihrer Seite, setzt es alle Hebel in Bewegung, Ihre Erwartungen zu bestätigen.

Elinors Geschichte

Elinor arbeitete für eine Fernsehgesellschaft. Ich traf sie, als ich eines meiner Bücher in einer Sendung vorstellte, an der auch sie beteiligt war. Das Buch handelte von Selbstvertrauen und Erfolg, und weil sie von beidem mehr wollte, entschloss sie sich zu einem Coaching.

Sie war gut in ihrem Job und arbeitete auf eine Position als Produktionsassistentin hin, langfristig hoffte sie auf eine eigene Produktionsfirma. Elinor war sympathisch, intelligent, witzig und wirklich tüchtig, trotzdem plagte sie eine tiefe Unsicherheit. In der konkurrenzbetonten Medienwelt braucht man ein dickes Fell, um zu überleben oder gar Karriere zu machen. Elinors Ziel war zunächst ein Job als Produktionsassistentin in einer geplanten Reality-Show. Sie brachte alle Voraussetzungen mit – Ausbildung, Erfahrung, Kompetenz –, hatte aber schreckliche Angst vor dem Vorstellungsgespräch. In früheren Bewerbungssituationen hatte sie sich, wie sie fand, miserabel präsentiert und deshalb erst recht die Nerven verloren. Sie träumte von der nächsten Stufe der Karriereleiter, aber ihr Unterbewusstsein machte ihr einen Strich durch die Rechnung.

Ich bat Elinor darüber nachzudenken, was Erfolg für sie bedeutete. Auf eine leere Seite schrieb sie „Erfolg heißt …“ und notierte, was immer ihr dazu einfiel. Interessanterweise waren das nicht Glück, Freude, Befriedigung, Bestätigung oder andere Begriffe, die man gemeinhin mit Erfolg verbindet. Vielmehr schrieb sie: „Erfolg heißt … mich für etwas Besseres zu halten, vielleicht meine Freunde zu verlieren, vielleicht nicht mehr gemocht zu werden, nicht mehr zur Clique zu gehören.“

Mit elf hatte Elinor, ein sehr gescheites Mädchen, ein Stipendium für eine renommierte Schule erhalten. In dem Moment, als sie ihre alte Schule verließ, wurde sie zur Außenseiterin – anders als die Kinder, mit denen sie aufgewachsen war. Folglich hatte die erwachsene Elinor zwar immer den Wunsch nach Erfolg, doch als Beste ausgewählt zu werden, erfüllte sie gleichzeitig mit gemischten Gefühlen.

Ein ausgezeichnetes Beispiel für die Macht, die das Unterbewusstsein entfaltet. Es ist gut möglich, einen Traum zu haben und motiviert zu sein, ihn zu realisieren, und trotzdem den eigenen Fortschritt zu blockieren. Elinor erkannte bald, wie sie ihr Unterbewusstsein auf Scheitern programmiert hatte. Mit Erfolg verband sie negative Assoziationen, Bilder ihrer Kindheit, als sie sich anders als alle anderen fühlte und Freunde verlor.

Elinor begab sich an eine Neuprogrammierung ihres Unterbewusstseins mit positiven Aussagen und Visualisierungen zum Thema Erfolg. Gute Arbeit leisten, Spaß haben und Vorankommen im Leben waren ihre neuen Assoziationen. Ihr Selbstbild wandelte sich komplett und, wie Sie bereits ahnen, sie bekam ihren Traumjob!

Auch Sie können Blockaden überwinden und Ihr Unterbewusstsein neu programmieren. Wenn Sie es mit positiven Überzeugungen, Bildern und Erwartungen füttern, werden diese sich bewahrheiten.

Probieren Sie die Übung, die ich Elinor aufgab. Stellen Sie sich vor, ein Traum wäre wahr geworden. Wie fühlt sich das an?

Schreiben Sie „Erfolg heißt …“ auf eine Seite Ihres Notizbuchs. Notieren Sie spontan, ohne langes Nachdenken, was Ihnen dazu einfällt. Was Sie schreiben, beinhaltet einen Hinweis darauf, wie nah Sie an Ihrem Erfolg dran sind. Sind Ihre Gefühle positiv, befinden Sie sich bereits auf dem richtigen Weg, sind sie negativ, können Sie sie ändern. Beginnen Sie damit, Ihren Traum zu leben, indem Sie sich vorstellen, dass er wahr wird und wie *großartig Sie sich fühlen werden.*

Etappenziele formulieren

Bevor ich erkläre, wie Sie Ihre Ziele richtig formulieren, sollten Sie auf Ihren Erfolg vorbereitet sein. Ihre Einstellung sich selbst und Ihrem Leben gegenüber bestimmt, was Ihnen widerfährt. Eine positive Herangehensweise ist daher unverzichtbar für ein Erreichen Ihrer Ziele.

So prima gute Ideen sind, nutzen sie doch nur etwas, wenn sie in die Tat umgesetzt werden, und in der Regel setzen wir nur solche Dinge in die Tat um, die uns wirklich begeistern. Wir tun selten etwas, von dem wir glauben, es könnte uns „eventuell gefallen“ oder dass wir es aus irgendeinem Grund tun „sollten“. Die Aussicht auf ein Ziel muss uns begeistern und enthusiastisch stimmen. Denken Sie an ein Vorhaben zurück, das Sie nie richtig realisiert haben. Fragen Sie sich: „Wie dringend wollte ich das tun?“ Die Antwort wird sein: „Nicht dringend genug.“ Jetzt denken Sie an ein erfolgreich realisiertes Projekt zurück. Bestimmt war das etwas, was Sie dringend tun wollten. Treffen Sie sich selbst gegenüber keine halbherzigen Versprechungen, wenn Sie im Grunde Ihres Herzens ahnen, dass diese nie wahr werden. Jedes Mal, wenn Sie nicht tun, was Sie versprochen haben zu tun, fühlen Sie sich schlecht. Schützen Sie Ihre Selbstachtung und nehmen Sie sich nur Dinge vor, die Sie in Euphorie versetzen.

Natürlich ist es viel einfacher, ein kurzfristiges, leicht erreichbares Ziel (z.B. eine Designerhandtasche zu kaufen) zu erreichen, als etwas, das einen höheren Zeit- und Energieaufwand verlangt (z.B. anfangen zu joggen und fit zu werden). Der Trick besteht im Formulieren realistisch erreichbarer Etappenziele – nach dem Motto: „Schritt für Schritt zum Erfolg.“

Schreiben Sie dieses Motto auf eine farbige Karteikarte oder einen Post-it-Zettel, die Sie an Ihrem Kühlschrank befestigen oder an einer anderen Stelle, wo Sie sie häufig sehen und sich durch sie ermahnt fühlen. Je größer Ihr Wunschziel ist, umso länger wird es dauern, bis Sie es erreichen – verlieren Sie also nicht den Mut. Gliedern Sie es in Etappenziele auf, deren Realisierung Sie jedes Mal anerkennen und feiern sollten.

Roger Bannister war der erste Mann, der eine Meile (1,6 Kilometer) in weniger als vier Minuten lief. Zuvor hatte er systematisch seine Psyche und seinen Körper trainiert. Er teilte die Meile in vier Viertelmeilen auf und sprintete eine Etappe in 58 Sekunden oder weniger, bevor er die übrigen drei Viertel lief. Ständig visualisierte er, wie er zum ersten Mal eine Meile in weniger als vier Minuten zurücklegte. Er fing mit dem Bergsteigen an, was sein Durchhaltevermögen und seine Fähigkeit zur Überwindung schwieriger Hindernisse trainierte. Am 6. Mai 1954 war es so weit: Bannister fügte vier seiner Viertelmeilen zusammen und legte eine Meile in drei Minuten 59,6 Sekunden zurück. Ein triumphaler Erfolg!

Dies ist ein ausgezeichnetes Beispiel für kreativ formulierte Ziele. Wenn Sie große Vorhaben in kleinere Teilziele aufgliedern, wird alles möglich.

Träumen, spinnen, fantasieren!

Erinnern Sie sich, wie sehr Ihr Unterbewusstsein für Sie arbeiten kann, wenn Sie es mit positiven Bildern, Überzeugungen und Erwartungen füttern? Erlauben Sie es sich, zu entspannen und sich in Fantasien zu ergehen über die Ziele, die Sie wirklich realisieren wollen. Ihr kreatives Unterbewusstsein wird alles daransetzen, Sie nicht zu enttäuschen. Legen Sie Ihrer Fantasie keinerlei Grenzen auf – Begriffe wie „realistisch“ oder „möglich“ sollten Sie in diesem Stadium nicht kümmern! Spinnen Sie ruhig ein bisschen, lassen Sie Ihrer Fantasie Flügel wachsen. Tagträumereien sind wie ein Netz, das Sie über all das breiten, was möglich wäre … Warum versuchen Sie es nicht und sehen, was Sie mit Ihren Träumen einfangen können? Von Einstein, der sich bei der Entwicklung seiner Relativitätstheorie vorstellte, auf einem Lichtstrahl zu reiten, stammt der Satz: „Fantasie ist wichtiger als Wissen." Mozart und Michelangelo sprachen beide von kreativen Trancezuständen, denen sie ihre besten Eingebungen verdankten, und Steven Spielberg behauptet, viele gute Ideen beim Autofahren zu haben.

Auszeit:

Entspannen Sie sich. Schließen Sie Ihre Augen und denken Sie an eine Zeit zurück, als eine Sache Sie rundum begeisterte und enthusiastisch stimmte. Sehen Sie die Situation genau vor sich und fühlen Sie, was Sie damals fühlten. Gestalten Sie Ihre Erinnerung so farbig und lebhaft wie möglich. Spüren Sie die Euphorie und Erregung! Ihre Wirbelsäule vibriert, Ihr Körper ist leicht und bebt zugleich vor Energie. Verweilen Sie in diesem Zustand.
Öffnen Sie nun Ihre Augen und versuchen Sie, den Zustand der Euphorie wieder herzustellen. Je mehr Sie üben, sich in positive Erregung zu versetzen, umso besser gelingt es Ihnen. Freude und intensive Gefühle sind exzellente Motivationsinstrumente. Wenn Sie lernen, sich an Ihren Plänen zu berauschen, ist das schon mehr als der halbe Weg zu ihrer Verwirklichung.

ÜBUNG:

Wilde Träume

Diese Übung sollten Sie mit spielerischer Offenheit angehen. Machen Sie die acht Lebensbereiche Ihres Lebensrads (siehe Seite 38) zum Gegenstand Ihrer Tagträume. Träumen Sie groß, träumen Sie kühn, träumen Sie wild! Nichts ist unmöglich. Kein Ziel ist zu ehrgeizig – greifen Sie nach den Sternen. Und kümmern Sie sich nicht darum, falls manche Ziele scheinbar miteinander kollidieren. Schreiben Sie die Ergebnisse in Ihr Notizbuch. Die Beispiele unten sollen Ihrer Fantasie einheizen. Ihre eigene Liste mag ähnlich oder ganz anders aussehen. Schreiben Sie alles auf, was für Sie von Bedeutung ist.

Beispiele:

Liebe und Beziehungen: Einen begnadeten, sensiblen neuen Liebhaber finden, der meine Sexualität zu schätzen weiß. Ein Erotikseminar belegen. Mit einem hinreißenden neuen Lover in Paris leben. Meinen Seelenverwandten treffen. Eine Märchenhochzeit ganz in Weiß. Mich verlieben.

Persönliches Wachstum: Urlaub im Kloster. Regelmäßig meditieren. Ein Jahr in Indien verbringen. In einem Ashram leben. Mich mit der Lehre der Schamanen beschäftigen. Chinesisch lernen.

Freunde und Familie: Extravagante Partys für meine Freunde organisieren. Viel öfter ausgehen! Mich gegen meinen Bruder behaupten und ihn dazu bringen, dass er aufhört, mich zu drangsalieren. Eine Weltreise mit meiner Mutter.

Geld und Finanzen: Mein Einkommen bis Jahresende verdoppeln, ach was: *verdreifachen!*

Glück und Kreativität: Bauchtanzunterricht nehmen. Jeden Tag Spaß haben! Töpfern lernen. Bildhauerin werden. Meine Werke in einer bekannten Galerie ausstellen. Ein Restaurant eröffnen.

Selbstbewusstsein und Selbstbild: Die selbstbewussteste Person werden, die ich kenne. Sieben Kilo abnehmen. Mich selbst lieben lernen. Blond werden! Sexy aussehen. Sexy sein.

Gesundheit und Wohlbefinden: In einem Marathon mitlaufen. Auf Fleisch verzichten. Mein Leben lieben und mich jeden Tag fabelhaft fühlen! Ein Baby bekommen. Aufs Land ziehen. Gewichte stemmen.

Karriere und Lebenssinn: Freiberufler werden. Mehr Zeit mit meiner Familie verbringen. Einen Bestseller schreiben. Im Fernsehen auftreten.

Erstellen Sie eine Liste interessanter Ziele. Ob diese miteinander kollidieren (Marathon/Baby) oder dass manche vielleicht nicht ganz so aufregend sind wie andere, spielt keine Rolle. Suchen Sie nach übergreifenden Themen. Oder anders ausgedrückt: Müssten Sie eine Überschrift für Ihre Ziele finden, wie würde diese lauten? „Ein Abenteuer haben", „Bewusster leben/langsamertreten", „Meine Sexualität erforschen", „An einer neuen Karriere basteln" – alles denkbare Möglichkeiten. Fragen Sie sich, was Ihre wildesten Träume über Ihr momentanes Leben aussagen. Welche Hinweise liefern Sie in Bezug auf Dinge, die Sie gern ändern möchten? Steckt in Ihnen eine geheime Diva, die sich nach dem Rampenlicht sehnt, statt ein Schattendasein in einem kleinen Büro zu führen? Würden Sie gern alle Zelte abbrechen und auf Reisen gehen? Ist Ihre innere Sexgöttin kurz davor, auszubrechen? Würden Sie am liebsten Ihren Lebensunterhalt mit dem Organisieren von Partys verdienen? Hegen Sie eine verborgene Leidenschaft? Wie werden Sie sich in einem Jahr fühlen, falls Sie keine konkreten Schritte zur Erfüllung Ihrer Träume unternehmen?

Wir werden diese Liste später noch einmal hervorholen. Seien Sie sich im Augenblick nur bewusst, dass Ihnen diese kreativen Ideen im Kopf herumspuken, während Sie Ihren Alltag leben.

Oft sind wir ahnungslos, was wir tief in unserem Innern wirklich wollen. Vor fünfzehn Jahren besuchte ich einen Buchstand auf einer Konferenz über alternative Heilmethoden. Mein Lieblingsbuch von einem Autor, den ich sehr schätze, wurde zum Sonderpreis angeboten. Ich nahm es, drehte mich zu der Frau neben mir um und sagte: „Wenn Sie nicht wissen, welches Sie kaufen sollen, empfehle ich das hier."

„Warum, haben Sie das geschrieben?", fragte die Frau.

„Nein, aber ich wünschte, es wäre so", antwortete ich.

Tipp:

Über die Formulierung von Zielen und deren Verfolgung zu lesen ist gut und schön, aber bei weitem kein Ersatz für tatsächliches Handeln. Meiner Erfahrung nach gibt es keine bessere Selbstbewusstseins-Spritze, als entschlossen in Aktion zu treten! Wer handelt, um ein bestimmtes Ziel zu erreichen, motiviert sich selbst.

Manche Ihrer frisch identifizierten Ziele erfordern eine langfristige Planung, andere sind kurzfristiger angelegt. Wählen Sie ein kurzfristiges Ziel (in drei Monaten oder schneller erreichbar). Würden Sie dieses Ziel in Etappenziele aufgliedern, was wäre der erste Schritt? Machen Sie diesen Schritt jetzt sofort! Führen Sie das Telefonat, planen Sie ein Treffen, gehen Sie laufen, melden Sie sich für einen Kurs an, misten Sie Ihre Schränke aus, sagen Sie, was Sie zu sagen haben ... Egal wie Ihr erster Schritt aussieht – tun Sie ihn jetzt. Sobald Sie losgelegt haben, fühlen Sie sich wie ausgewechselt und der nächste Schritt wird Ihnen schon viel leichter fallen. Werden Sie jeden Tag aktiv, bis Sie Ihr gewähltes Ziel erreicht haben. Bleiben Sie am Ball – dann ist ein Scheitern ausgeschlossen.

Fünf Jahre später hatte ich meinen ersten Selbsthilferatgeber geschrieben. Den Vorfall auf der Konferenz hatte ich lange Zeit vergessen, bis mir vor kurzem klar wurde, dass die Idee, ein Buch zu schreiben, an jenem Tag wie ein Saatkorn in mir gepflanzt worden war – drei Jahre vor meiner bewussten Entscheidung zu schreiben. Ich erinnere mich noch genau an das Gefühl, das ich hatte, als die Frau mich fragte, ob ich das Buch geschrieben hätte. Erst dominierten Ungläubigkeit und Skepsis, aber dann dachte ich: „Wieso eigentlich nicht? Wenn *sie* es für realistisch hielt, vielleicht war es das tatsächlich?!“ Viel wichtiger war natürlich, dass ich anfing, es selbst für möglich zu halten. Und wie heißt es doch so schön: Der Rest ist Geschichte.

Klammern Sie Ihre großen Träume nicht aus, denn auch sie können wahr werden, wenn Sie nur fest an ihre Realisierung glauben. Große Träume enthalten das Saatkorn Ihrer Vision von der Person, die Sie sein wollen – im Vergleich zu der Person, die Sie momentan sind.

ÜBUNG:

Die Drei-Jahre-Vision

Drehen Sie den Zeiger der Uhr um drei Jahre nach vorn. Schauen Sie zurück auf Ihr Leben und die Fortschritte, die Sie erzielt haben.

- Was ist passiert, das Sie freut und begeistert?
- Wie hat sich Ihr Leben in den letzten drei Jahren verbessert?
- Beschreiben Sie Ihr privates und berufliches Leben in der Gegenwart und tun Sie so, als seien diese Dinge tatsächlich passiert.

Starten Sie ein Ideen-Brainstorming. Schreiben Sie alles auf, was Ihnen einfällt. Versuchen Sie, so detailliert wie möglich zu sein. Zeichnen Sie ein plastisches und starkes Bild Ihres idealen Lebens (welche Ereignisse es kennzeichnen und wie Sie sich fühlen). Seien Sie ehrgeizig – stapeln Sie nicht zu tief. Vergessen Sie nicht: Sie werden nur solche Dinge realisieren, die Sie für möglich halten.

Sortieren Sie nun Ihre Ideen und ordnen Sie sie den Abschnitten Ihres Lebensrads zu. Zeichnet sich vielleicht ein Schritt ab, den Sie zur Verwirklichung einer Ihrer wildesten Träume unternehmen könnten?

Allmählich entwickeln Sie eine klarere Vision von dem Leben, das Sie sich wünschen, und von manchen der Langzeitziele, die Sie in Angriff nehmen möchten.

Werden Sie ein Visionär

Visionäre sind Siegertypen, die sich eine positive Zukunft erschaffen, weil sie wissen, wie man Dinge geschehen lässt. Das gelingt ihnen, weil sie:

- Persönliche Ziele identifizieren.
- Ziele visualisieren und sich vorstellen, wie es sein wird, wenn sie erreicht sind.
- Sich verpflichten, Ihre Vorhaben in einem bestimmten Zeitrahmen zu verwirklichen.
- Sich verhalten, als seien Ihre Ziele bereits erreicht.

Folgen Sie denselben Regeln und Sie werden erkennen, wie hilfreich sie sind. Zögern Sie nicht länger: Fangen Sie sofort damit an, sich das Leben Ihrer Träume zu erschaffen. Finden Sie Ihren Fokus.

Auszeit

FÜNF-MINUTEN-ENTSPANNUNG

Die folgende Meditation wird im Gehen ausgeführt. Konzentrieren Sie sich darauf, wie Ihr Fuß auf dem Boden aufsetzt und wieder angehoben wird. Sie können diese Übung überall machen – im Supermarkt oder auf dem Heimweg vom Büro (eine tolle Methode, auch im dicksten Berufsverkehr ruhig und zentriert zu bleiben). Wenn Sie draußen sind, umso besser, aber wenn Sie bloß im Zimmer auf und ab gehen, ist das auch okay. Mit jedem Schritt nach vorn „erden“ Sie Ihre neuen Ideen, wie und was Sie in Ihrem Leben verändern wollen, und machen Sie so ein Stück realer. Machen Sie sich bewusst, dass jeder Schritt Sie der gewünschten Veränderung näher bringt.

1. **Tun Sie den ersten Schritt.**
   Stellen Sie sich vor, Sie stünden kurz vor dem ersten Schritt hin zu einer gewünschten Veränderung. Tun Sie jetzt diesen symbolischen Schritt.

2. **Setzen Sie bewusst einen Fuß vor den anderen.**
   Richten Sie Ihre uneingeschränkte Konzentration auf jeden einzelnen Schritt. Spüren Sie, wie die Ferse auf dem Boden aufsetzt und wie Sie sich mit dem Ballen wieder abdrücken. Werden Sie sich der Art und Weise, wie Sie gehen, voll und ganz bewusst. Keine Eile – gehen Sie langsam.

3. **Lassen Sie Ihre Gedanken vorbeiziehen.**
Während Sie gehen, lassen Sie Ihre Gedanken vorbeiziehen, ohne abgelenkt zu sein. Konzentrieren Sie sich immer wieder bewusst auf Ihre Schritte.

4. **Spüren Sie die Verlässlichkeit und Tragfähigkeit der Erde.**
Egal auf welcher Unterlage Sie gehen – machen Sie sich die Stabilität der Erde unter Ihren Füßen bewusst. Die Erde unterstützt jede Ihrer Bewegungen, jeden Schritt Ihres Weges. Dieses Gefühl von Solidität und Verlässlichkeit soll Sie daran erinnern, dass das Universum Sie in all Ihren Vorhaben unterstützt. Beziehen Sie aus diesem Wissen die Zuversicht, um sich in Ihrem Leben vorwärts zu bewegen. Üben Sie das bewusste Gehen, solange Sie mögen.

Schritt 3: Bleiben Sie motiviert

Ein brennendes Verlangen ist der Schlüssel zur Motivation. Was Sie aber wirklich befähigt, Ihr Ziel zu erreichen, ist die Verpflichtung, dieses Ziel beharrlich zu verfolgen – eine Verpflichtung zur Exzellenz.

MICHAEL JORDAN

Motivation ist der Motor, der Sie morgens freudig aufstehen lässt, voller Glauben an Sie selbst und glücklich, am Leben zu sein. Wenn Sie motiviert sind, ist das Leben ein einziger Zauber, wenn nicht, sollten Sie schleunigst etwas ändern! Täuschen Sie sich nicht, indem Sie glauben, die dynamischen und motivierten Menschen, die Sie kennen, hätten einfach Glück, so zu sein, wie sie sind. Motiviert zu sein und zu bleiben ist eine Kunst, die uns leider in keiner Schule beigebracht wird. Wir müssen sie uns selbst aneignen.

Motivierte Menschen besitzen Leidenschaft. Sie lieben das, was Sie tun, und strotzen – im positiven Sinn – geradezu vor Glauben an sich selbst. Ihre Begeisterung und Euphorie sind ansteckend und wecken das Interesse und die Aufmerksamkeit anderer. Ich habe gerade einen Naturfilm von David Attenborough gesehen – was für ein motivierter Mann!

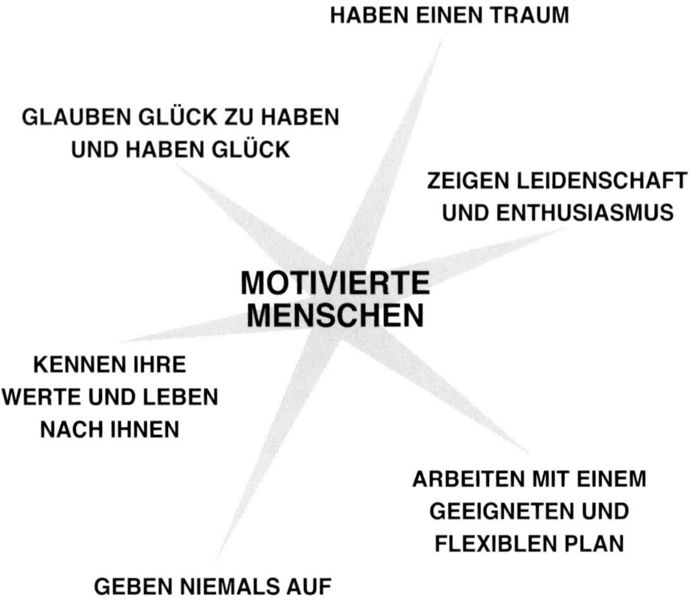
HABEN EINEN TRAUM
GLAUBEN GLÜCK ZU HABEN UND HABEN GLÜCK
ZEIGEN LEIDENSCHAFT UND ENTHUSIASMUS
MOTIVIERTE MENSCHEN
KENNEN IHRE WERTE UND LEBEN NACH IHNEN
ARBEITEN MIT EINEM GEEIGNETEN UND FLEXIBLEN PLAN
GEBEN NIEMALS AUF

Motivierte Menschen

Mit weit über 70 produziert er nach wie vor glänzende und unverwechselbare Filmberichte, die ein Millionenpublikum begeistern und faszinieren. Mit seinem Wissen und seiner Leidenschaft hat er wichtige ökologische Botschaften in die Welt gebracht. David Attenborough ist ein Paradebeispiel für einen Mann mit einer Mission, dessen Erfolg von Anfang an vorprogrammiert war, weil er ein pragmatischer Träumer ist. Solche Menschen sind mit ihren Leidenschaften und Wünschen tief verbunden und wissen obendrein, wie sie diese Träume realisieren können.

Sicher kennen auch Sie jemanden, der ständig davon spricht, etwas Neues beginnen zu wollen, es aber nie tut – oder vielleicht anfängt und sich dann von den ersten Rückschlägen aus der Bahn werfen lässt. Wir alle haben das Prickeln der Aussicht auf ein neues Ziel bereits am eigenen Leib gespürt, um oft wenig später festzustellen, dass unsere Energie und unser Engagement zu schnell verpuffen. Mir ist das jedenfalls schon passiert, und zwar immer dann, wenn mein Traum mir unrealistisch vorkam und ich keinen konkreten Aktionsplan entwickelt hatte. Denken Sie an eine Situation in Ihrer Vergangenheit. Was hielt Sie damals von der Erreichung Ihres Ziels ab?

Es ist einfach, sich an den vielen Möglichkeiten, die eine Vision impliziert, zu berauschen. Stellen wir dann fest, dass wir uns um sehr profane Dinge kümmern müssen, bevor unsere geniale Idee realisiert werden kann, nimmt uns das oft den Wind aus den Segeln. Hier sind pragmatische Träumer anders „gestrickt“: Der eine oder andere Stolperstein bringt sie nicht von ihrem Kurs ab. Sie sind beharrlich und fest entschlossen, niemals aufzugeben. Wenn Sie das nächste Mal das Licht einschalten, lassen Sie sich von Thomas Edison inspirieren, der seinen Traum nie aufgab und nach über 10.000 Fehlversuchen die Glühbirne erfand.

Vier Erfolgsattribute

Menschen erreichen ihre Ziele, weil sie über Leidenschaft, Planung, Beharrlichkeit und Sinn verfügen.

- **Leidenschaft**

Blättern Sie zurück zu Ihrer Drei-Jahre-Vision und den Zielen, die Sie den Abschnitten Ihres Lebensrads zugeordnet haben. Manche sind langfristig, andere kurzfristig. Ergänzen Sie ein oder zwei Ziele aus jeder Kategorie Ihrer Wilde-Träume-Liste. Nun stufen Sie Ihren Leidenschaftsquotienten für jedes dieser Ziele auf einer Skala von 1 bis 10 ein (1 = mildes Interesse, 10 = pure Leidenschaft!). Nehmen Sie Ihre Bewertung rasch vor, ohne langes Grübeln.

Ziele mit weniger als 10 Punkten haben keine Überlebenschance. Ihr Engagement muss hundertprozentig sein – andernfalls können Sie Energie und Elan nicht lange genug aufrechterhalten, um Ihr Vorhaben bis zum Ende durchzuziehen. Stellen Sie jetzt eine Liste Ihrer Top-Ziele (Traumnote 10) zusammen.

- **Planung**

Leidenschaft ist der Brennstoff, der Ihr Interesse wach hält, Planung der praktische Weg, der Sie vorwärts bringt. Pragmatische Träumer verwandeln ihre Visionen durch überlegtes Planen in handfeste Realität.

Überprüfen Sie zunächst, ob Ihre Ziele konkret, messbar, ehrgeizig, realistisch und gut getimt – auf Englisch „SMART“ = *specific, measurable, ambitious, realistic, timed* – sind. Vage Ziele wie „erfolgreich sein“ taugen nicht viel. Legen Sie fest, was genau Sie erreichen müssen, um sich erfolgreicher zu fühlen. Geht es zum Beispiel um eine berufliche Veränderung, welche konkreten Schritte müssen Sie unternehmen, wie wollen Sie Ihre Fortschritte messen und wie sieht Ihr Zeitrahmen aus? Stecken Sie sich ehrgeizige Ziele – andernfalls werden Sie Ihre Komfortzone nie erweitern. Seien Sie bereit, Ihr Bestes zu geben, und achten Sie darauf, sich realistische Ziele zu setzen, deren Erreichung Sie für möglich halten.

- **Beharrlichkeit**

Beharrlichkeit ist eine Qualität, die Sieger auszeichnet. Erfolgreiche Menschen geben niemals auf, unter keinen Umständen. Besonders wenn Sie massive Veränderungen anpeilen, werden Sie zwischendurch auf Hindernisse, Enttäuschungen und Herausforderungen stoßen und müssen bereit sein, sich ihnen zu stellen. Thomas Edison wurde einmal gefragt, warum er weiter versuchte, elektrisches Licht zu erzeugen, obwohl er doch schon 10.000 Male gescheitert sei. Seine Antwort soll gewesen sein: „Ich bin nicht 10.000 Male gescheitert. Vielmehr ist es mir gelungen, 10.000 nicht funktionierende Alternativen zu entdecken, und jede dieser Entdeckungen brachte mich meinem erfolgreichen Durchbruch ein Stück näher.“ Beharrlichkeit hat nichts damit zu tun, immer weiter dasselbe zu machen, obwohl es nicht funktioniert. Beharrlichkeit heißt gegen eine Wand laufen und erkennen, dass man einen Weg über sie, um sie herum, durch sie hindurch finden oder sie vielleicht sogar in die Luft jagen muss. Praktische Träumer suchen nach kreativen Lösungen und probieren so lange Alternativen aus, bis sie eine finden, die funktioniert.

Mit Hürden und Stolpersteinen konfrontiert, glauben diese Menschen umso stärker an sich und setzen ihrem entschlossenen Engagement noch eins drauf. Sehen Sie sich selbst als Stehaufmännchen, das sich durch nichts und niemanden unterkriegen – lässt. Überwinden Sie die erste Hürde und seien Sie sich sicher, dass Sie nun absolut nichts mehr von Ihrem Erfolg abhalten kann. Dann nehmen Sie sich die nächste Hürde vor. Zelebrieren Sie jeden Schritt, der Sie Ihrem Ziel näher bringt, und benutzen Sie ihn, um Ihre Entschlossenheit noch mehr zu stärken. Bewegen Sie sich stur nach vorn und Sie werden erleben, wie Ihr Selbstvertrauen immer größer wird. Vergessen Sie nicht: Wann immer Sie sich um die Verwirklichung Ihres Potenzials bemühen, agieren Sie wie ein Sieger. Sie können nicht scheitern, egal was passiert.

- **Sinn**

Stellen Sie sich vor, einige Ihrer Ziele erreicht zu haben und sich zu fragen, was Sie von diesen Errungenschaften haben. Ihre Antworten enthüllen Ihre Werte und damit Ihren wahren Antriebsmotor. Suchen Sie nach Wegen, anderen zu helfen, materielle Sicherheit zu gewinnen, selbstbewusster zu werden, einen wertvollen Beitrag zum Leben aller zu leisten, sich wohler in Ihrer Haut zu fühlen oder Glück in die Welt zu bringen?

Ihre Werte spiegeln die Essenz dessen wider, was Sie tatsächlich zur Verwirklichung Ihrer Träume inspiriert. Werfen Sie einen Blick auf die Liste mit Ihren Zielen und notieren Sie zu jedem Ziel, warum Sie es erreichen wollen. Wann immer Sie auf einen Ihrer Schlüsselwerte hinarbeiten, ist Ihre Erfolgsmotivation noch größer. Denken Sie an die unermüdliche Arbeit von Menschen – Mutter Teresa, Mahatma Gandhi und Nelson Mandela – eigentlich Menschen wie du und ich, deren Hingabe an eine Vision ihnen übermenschliche Kräfte und höchste Belastbarkeit verlieh.

Wohlgemerkt handelt es sich hierbei um Ausnahmebeispiele für das, was integre Werte und eine tief empfundene Sinngebung zustande bringen können. Glauben Sie aber ja nicht, dass Ihre Werte weltbewegend sein müssen, um für Sie zu funktionieren. Das müssen sie nämlich nicht. Vielleicht wollen Sie einfach nur mehr Geld verdienen, um ein Gefühl materieller Sicherheit zu gewinnen, oder Sie wünschen sich eine Beförderung, weil das Ihr Selbstbewusstsein ankurbeln würde. Fragen Sie sich bei jedem Ziel, warum Sie es erreichen wollen, und entdecken Sie so seinen tieferen Sinn.

Wir neigen dazu, den Erfolgsgedanken mit Begriffen wie Geld und Status zu verbinden, die, wie inzwischen bekannt sein dürfte, keineswegs unbedingt glücklich machen. Ein zur Fülle gelebtes Leben, in dem wir jeden einzelnen Moment genießen und wertschätzen – das ist wahrer Erfolg. Lassen Sie Integrität Ihr Handeln bestimmen, seien Sie sich Ihrer Werte und Ihres Sinns bewusst und vergessen Sie nicht, Spaß zu haben, während Sie sich Schritt für Schritt Ihrem Ziel nähern.

ÜBUNG:

Ihr künftiges Selbst

Diese Übung verleiht Ihren Zukunftsvisionen mehr Tiefe, denn sie beschäftigt sich mit Ihrer Intuition. Konzentrieren Sie sich auf Ihre inneren Bilder und Gefühle, nicht auf Ihre Gedanken. Manche unter Ihnen werden Dinge „sehen“, in anderen steigen Emotionen hoch. Beides ist in Ordnung. Wichtig ist, dass Sie nichts erzwingen – akzeptieren Sie, was auch immer an Bildern und Emotionen in Ihnen auftaucht.

1. Schließen Sie Ihre Augen, wenn Sie möchten. Entspannen Sie sich. Ihre Atmung wird langsamer, alle Anspannung weicht aus Ihrem Körper. Wenn Sie sich jetzt in die Zukunft „beamen“, sehen und spüren Sie sich, während Sie so leben, wie Sie leben möchten. Werfen Sie einen genauen Blick auf Ihr zukünftiges Selbst. – Sehen Sie anders aus? Wie ist Ihre Körpersprache? Was sind Ihre intensivsten Gefühle? Welche Zweifel sind verschwunden, welche neuen Stärken und Fähigkeiten entstanden?
2. Versetzen Sie sich nun in Ihr neues Selbst. Stellen Sie sich folgende Fragen:
   - „Von allem, was ich erreicht habe – was hat mir die größte Befriedigung verschafft?“
   - „Was hat mich glücklich gemacht?“
   - „Was war die wichtigste Lektion, die ich gelernt habe?“
   - „Wie habe ich anderen geholfen?“
   - „Worauf bin ich am meisten stolz?“

3. Legen Sie genau fest, wie Sie diese Ziele erreichen können, indem Sie die folgenden Sätze zu Ende führen:
   - „Um diese Ziele zu erreichen, muss ich mehr ..."
   - „Ich muss meinen Fokus auf ... richten."
   - „Ich muss daran glauben, dass ..."
   - „Ich muss bereit sein zu ..."
   - „Ich kann mit der Erreichung dieser Ziele beginnen, indem ich ..."

Ihre Intuition ist ein wichtiger sechster Sinn, auf den Sie stets zurückgreifen können, um sich in einer Situation Klarheit zu verschaffen. Denken ist ein rationaler Prozess, während die Intuition rationale Gedanken ignoriert und ohne Umwege zum Kern einer Sache vordringt. Entwickeln Sie ein stärkeres Bewusstsein für „Bauchgefühle". Je mehr Gehör Sie Ihrer Intuition schenken, umso kraftvoller wird sie.

Auszeit:

Halten Sie einen Moment inne und lösen Sie sich von allen Gedanken an Ziele, Leistung und Erfolg. Eine Selbsttransformation kann nur stattfinden, wenn wir in der Lage sind, uns so zu akzeptieren, wie wir sind – unsere Stärken wie auch unsere Schwächen. Selbstakzeptanz ist das grüne Licht, das wir benötigen, um Veränderungen in Gang zu setzen. Sie gibt uns die Kraft, Risiken einzugehen, und hilft uns, Selbstzweifel abzuschütteln, die uns blockieren. Verwenden Sie die nächsten Minuten der Stille, um sich bewusst zu machen, dass Sie genau so, wie Sie sind, perfekt sind – mitfühlend, liebevoll, freundlich und immer bemüht, Ihr Bestes zu geben. Akzeptieren Sie sich genau so, wie Sie sind. Jetzt in diesem Moment und im nächsten und im übernächsten ...

Allen Widrigkeiten zum Trotz

Klafft zwischen Ihrer Vision von dem, was Sie wollen und wer Sie sind, und der Realität eine Lücke, weckt das Frustration und Unzufriedenheit. Diese Gefühle können Sie in einen Teufelskreis der Negativität katapultieren oder aber die Ausgangssituation für eine positive Entwicklung sein. Die Wahl liegt bei Ihnen.

Wenn die Dinge nicht so laufen, wie man möchte, ist es einfach, die Schuld auf die Umstände, eine andere Person oder auch auf sich selbst zu schieben. Ich muss Ihnen nicht sagen, dass ein solches Verhalten überhaupt nichts bringt! Selbstmitleid, Selbstzweifel und Selbstkritik sind wie drei böse Hexen, die Sie mit einem Zaubertrank aus Verzagtheit, Mutlosigkeit und Ohnmacht vergiften, Ihnen Elan, Energie und Motivation rauben. Wann immer Sie sich auf diese Weise antriebslos und träge fühlen, überprüfen Sie Ihre Einstellung und ändern Sie sie!

Seien Sie nicht zu streng mit sich. Sehen Sie Ihre Probleme als Herausforderungen, die Sie meistern können und werden. Flößen Sie sich Zutrauen ein – „Ich bin stark; ich weiß, dass ich es schaffen kann." – und stellen Sie anderen gegenüber Ihr Licht niemals unter den Scheffel. Ist so eine Dosis Optimismus nicht herrlich? Wenn Sie Selbstvertrauen ausstrahlen, ziehen Sie damit positive Energien aus dem Universum an. Die Folge? Plötzlich sind Sie zur rechten Zeit am rechten Ort, aus heiterem Himmel taucht die Person auf, die Sie dringend sehen müssen, neue und aufregende Möglichkeiten zeichnen sich am Horizont ab.

Der US-Schauspielerin Halle Berry, Bond-Girl und eine der höchstdotierten weiblichen Stars in Hollywood, wurde als erster Afroamerikanerin in der 74-jährigen Geschichte der Academy Awards der Oscar verliehen. In ihrer Dankesrede sagte sie: „Ich möchte mich bei meiner Mutter bedanken, weil sie mir die Kraft gab, jeden Tag zu kämpfen, damit ich die sein konnte, die ich sein wollte, und weil sie mir den Mut gab zu träumen, dass dieser Traum wahr werden und für mich möglich sein könnte." Halle ist sich darüber klar, wie sehr ihr die unaufhörliche Ermunterung und Unterstützung durch ihre Mutter im Laufe der Jahre half, sich den Elan, die Zielstrebigkeit und die Energie zu bewahren, die sie für ihre grandiose Erfolgsstory benötigte.

Ihre Mutter war alleinerziehend und hatte sehr wenig Geld. In der Schule wurde Halle gehänselt und von ihren Mitschülern „Zebra" oder „Halbblut" gerufen – eine Situation, die offenbar ihren Ehrgeiz erst recht anstachelte. Ihre beste Freundin aus Schultagen ist nicht im Geringsten überrascht, dass Halle es zum internationalen Star gebracht hat. Sie erinnert sich: „Egal was Halle anpackte – ob in der Schule, bei den Hausaufgaben oder auf dem Spielplatz, sie gab grundsätzlich 110 Prozent. Sie hatte mehr Ehrgeiz und Drive als wir alle.“ Halle arbeitete hart, um in der Hollywood-Hierarchie nach oben zu kommen, und es war weiß Gott nicht leicht für die Afroamerikanerin, gute Rollen zu ergattern. Trotz aller Widrigkeiten lebte sie in dem ständigen Bewusstsein, es schaffen zu können. Und mit kontinuierlichem Einsatz, unbeirrbarer Beharrlichkeit und einer Riesenportion Mumm schaffte sie es tatsächlich.

Fleißig, stark und von unerschütterlichem Glauben an ihre Tochter beseelt, war ihre Mutter Halle in ihrer Kindheit ein perfektes Vorbild. Natürlich profitieren Entschlossenheit und Selbstvertrauen, wenn man solche Eltern hat, sie legen den Grundstein für spätere Erfolge, doch das allein reicht nicht. In letzter Instanz ist der einzige Mensch, der Sie motivieren kann, Sie selbst! Wenn Sie meinen, Ihre Eltern hätten Sie als Kind nicht immer so unterstützt, wie es wünschenswert gewesen wäre, lösen Sie sich von diesem Gedanken. Sie haben das Zeug, sich allen Widrigkeiten zum Trotz zu behaupten.

Glück haben

James Joyce äußerte gegenüber dem Autor seiner Biografie: „Den Faktor Glück sollte man nie unterschätzen. Das Erste, was wir über jemanden wissen wollen, ist: Glückspilz oder Pechvogel? Fallen ihm Dachziegel auf den Kopf oder gewinnt er ständig im Lotto?“

In der Grundschule gab es ein Mädchen in meiner Klasse, das vom Glück verwöhnt schien. Nicht außergewöhnlich klug, schön oder begabt, besaß sie eine aufgeweckte, unabhängige und attraktive Ausstrahlung, der sich niemand entziehen konnte. Sie war „Miss Popularität“, und wir alle rissen uns darum, mit ihr befreundet zu sein. Immer wenn etwas Tolles passierte, war sie mittendrin und am Valentinstag erhielt sie die meisten Karten. Über die Jahre habe ich oft an sie und den Zauber, der von ihr ausging, gedacht. Bis ich vor nicht allzu langer Zeit eine E-Mail von ihr erhielt und wir uns trafen. Und raten Sie mal –

nach fast 40 Jahren ist sie scheinbar noch genauso ein Glückskind wie damals.

Tipp:

Sie können etwas, wenn Sie glauben, es zu können, und Sie können es nicht, wenn Sie das nicht glauben. Eine exzellente Methode zur Förderung einer „Kann-ich-Einstellung“ ist eine Liste mit Erfolgen. Benutzen Sie einen großen Bogen Papier und, sofern Sie welche haben, Filz- oder Buntstifte. Gestalten Sie Ihre Liste farbenfroh und lebhaft, zeichnen Sie nach Wunsch kleine Bilder hinein. Listen Sie alle Erfolge auf, die Ihnen einfallen. Gehen Sie dabei weit in die Vergangenheit zurück (Schwimmen lernen, Radfahren lernen, den Eierlauf im Kindergarten gewinnen, Prüfungen bestehen, das erste Rendezvous, Führerschein ...). Hängen Sie Ihre Liste auf und ergänzen Sie sie, wann immer Ihnen ein weiterer Erfolg in den Sinn kommt. Haben Sie Spaß mit diesem Dokument Ihrer Kreativität, Courage, Flexibilität und Fantasie. Sehen Sie: Sie können sehr wohl, was immer Sie tun wollen oder müssen. Worauf warten Sie noch?

Das Interessanteste war die Warte, aus der sie ihr Leben betrachtete. Sie erzählte mir, „welch großes Glück“ sie gehabt hatte, ihren Mann zu treffen, einen prima Job zu finden, gesunde Kinder zu haben ... Ihre unbeschwerte und zugängliche Art war noch genauso wie in der Schule. Kein Wunder, dass wir sie damals alle zur Freundin haben wollten. Wir hatten einen sehr netten Nachmittag und ich fand es sehr anregend, mich mit ihr zu unterhalten. Als wir auf unser Leben zu sprechen kamen, verriet sie, dass sie sich seinerzeit scheiden ließ und ihre Kinder zehn Jahre lang allein erzogen hatte, bevor sie zum zweiten Mal heiratete. Ach ja, und vor fünf Jahren hatten Ärzte bei ihr Brustkrebs diagnostiziert und sie fühlte sich vom Glück beschienen, weil sie heute geheilt und fit war. Selbst wenn *wirklich* ein Dachziegel auf ihren Kopf gefallen wäre, hätte diese Frau sogar diesem Vorfall etwas Positives abgewonnen!

Ich achtete genau auf die Worte, die sie verwendete. In ihnen klangen Dankbarkeit und Freude. Sie hatte weiß Gott ihren Teil dessen, was wir gemeinhin „Pech“ nennen, gehabt, aber so sah sie es einfach nicht. Hinterher dachte ich, dass ich sie gern noch einmal treffen würde. Sie bestätigte meine Überzeugung, dass, wer glaubt Glück zu haben, tatsächlich Glück hat.

Meine persönliche „Recherche“ passt gut zu den Ergebnissen einer kürzlich von Dr. Richard Wiseman durchgeführten wissenschaftlichen Studie zu der Frage, warum manche Menschen mehr Glück haben als andere. Er fand heraus, dass Menschen, die *glauben*, Glück zu haben, erfolgreicher und glücklicher leben, weil sie, ohne es zu wissen, positive Dinge in ihrem Leben anziehen. Dr. Wiseman stellte fest, dass solche Menschen erwarten, keine Geldsorgen zu haben und intakte und glückliche Beziehungen zu führen – und genau das ist bei den meisten der Fall.

Es macht Spaß, mit Menschen zusammen zu sein, die sich vom Glück verwöhnt fühlen. Sie sind großzügig mit ihrer Zeit und Aufmerksamkeit und fix beim Erkennen guter Gelegenheiten. Wenn man eine heiter-unbeschwerte Energie ausstrahlt, hebt man automatisch die Stimmung der Menschen um einen herum, die sich im Nu beschwingter fühlen und dies auch zeigen. Glückliche Menschen sehen das positive Potenzial in allem und das ist ein wunderschönes Geschenk, das sie sich selbst machen können. Betrachten auch Sie das Leben von seiner sonnigen Seite. Gewinnen Sie allen Erfahrungen – guten wie schlechten – etwas Positives ab. Werden auch Sie ein Glückspilz, indem Sie das Beste erwarten und alles tun, um es zu erreichen. Die Folge wird mehr Energie und Motivation für all Ihre Unternehmungen sein. Packen Sie Ihr Glück noch heute am Schopf – dann können Sie nicht verlieren.

ÜBUNG:

SEHEN SIE DAS POSITIVE POTENZIAL

Glückspilze nutzen selbst scheinbares Pech zu ihrem Vorteil. Sie sehen das positive Potenzial in allem, was ihnen widerfährt. Die folgende Übung zeigt, wie Sie es genauso machen.

- Führen Sie sich vor Augen, dass alles noch viel schlimmer sein könnte. Denken Sie an Menschen, denen es wirklich schlecht geht.
- Arbeiten Sie an Ihrer Perspektive, indem Sie das „große Bild" betrachten. Egal wie schrecklich eine Situation erscheint – sagen Sie sich, dass „auch das vorbeigeht".
- Erinnern Sie sich an glückliche Fügungen Ihrer Vergangenheit. Glauben Sie, dass eine weitere dieser Fügungen unmittelbar bevorsteht.
- Es gibt immer einen Silberstreif am Horizont. Halten Sie Ausschau danach.
- Lernen Sie aus vergangenen Fehlern. Finden Sie neue, kreative Problemlösungen.
- Das Pech scheint Sie zu verfolgen? Notieren Sie, welche Möglichkeiten Sie haben, und suchen Sie nach einer Lösung, statt sich machtlos zu fühlen.

Selbstmotivation

Nur Sie selbst können sich motivieren. Andere können Sie unterstützen und ermuntern, aber die Kraft, Ihr Leben in die Hand zu nehmen und aktiv zu gestalten, müssen ganz allein Sie aufbringen. Viele Psychologen glauben, dass niemand zu etwas motiviert werden kann, *von dem er nicht selbst glaubt, es schaffen zu können und es im Grunde seines Herzens schaffen möchte*. Mit anderen Worten: Die Kraft, die Sie brauchen, können Sie immer nur aus sich selbst schöpfen. Ihre Selbstmotivation – bzw. deren Fehlen – beeinflusst alle Aspekte Ihres Lebens: Beruf, Einkommen, Grad des persönlichen Engagements, Gemütsverfassung, Beziehungen, Entschlossenheit und Resultate. Zur Stärkung Ihrer Selbstmotivation sollten Sie sich „gut zureden" und in einen positiven emotionalen Zustand versetzen. Negative Überzeugungen müssen nur geändert oder umgelenkt werden – schon spüren Sie, wie Ihre innere Kraft und Entschlossenheit zurückkehrt. Positive Selbstgespräche heben Ihre mentalen, emotionalen und spirituellen Energien auf eine höhere Stufe. Das befähigt Sie auf natürliche Weise zu jenem fokussierten und effektiven Handeln, mit dem Sie alle

Ziele erreichen. Programmieren Sie Ihr Unterbewusstsein, damit Sie sämtliche Herausforderungen meistern und Ihre Überzeugung wächst, dass Sie, was immer Sie sich vornehmen, auch verwirklichen werden. Verwenden Sie die folgenden positiven und motivierenden Aussagen zur Stärkung Ihrer Selbstmotivation.

- „Ich bin entschlossen und motiviert – nichts kann mich aufhalten."
- „Ich fühle mich großartig und bin für alles gewappnet."
- „Ich liebe das Leben und das Leben liebt mich."
- „Heute könnte ich die ganze Welt umarmen – alles ist möglich!"
- „Ich verfolge meine Ziele und erreiche sie, nichts stellt sich mir in den Weg."
- „Ich habe vor nichts und niemandem Angst. Ich fühle mich stark und selbstsicher."
- „Heute ist der erste Tag meines neuen, fantastischen Lebens.
- „Ich glaube hundertprozentig an mich und bin jetzt bereit, meine Träume zu leben."
- „Ich mache keine Ausflüchte, bin immer pünktlich und halte mein Wort."
- „Mein Leben ist ein einziger Glücksfall."

Wiederholen Sie diese Aussagen laut. Wenn Sie sie für unwahr halten, macht das nichts, denn je größer die „Lüge", die Sie zu erzählen glauben, umso stärker ist ihr Einfluss auf Ihre negativen Überzeugungen. Das nächste Kapitel erläutert, wie positive Affirmationen funktionieren. Im Moment genügt es zu registrieren, wie sich Ihr Energielevel durch diese lebensbejahenden Aussagen verändert. Na, fühlen Sie sich schon besser? Sagen Sie diese Sätze immer wieder … und wieder … und wieder … Bleiben Sie motiviert.

Auszeit:

FÜNF-MINUTEN-ENTSPANNUNG

Die besten Dinge im Leben sind umsonst! Gehen Sie ins Freie und richten Sie Ihre Aufmerksamkeit auf die Natur. Auch in der Stadt ist es möglich, einen Park, einen Baum, einen Vogel oder eine Blüte zu finden. Denken Sie in den nächsten paar Minuten an nichts anderes als an die Schönheit der Natur. Schätzen Sie die Perfektion einer Blume, der vorbeiziehenden Wolken, der Sonne, des Regens. Seien Sie dankbar für die Schönheit, die Sie umgibt, und für das Wunder Ihres Lebens.

Lassen Sie nicht zu, dass Ihre Verpflichtungen Sie komplett vereinnahmen. Finden Sie jeden Tag die Zeit, sich mit dem natürlichen Rhythmus des Universums zu verbinden. Entwickeln Sie mehr Bewusstsein für die Natur und die vielen Wunder, die Sie überall umgeben. Wenn Sie dies regelmäßig tun, fühlen Sie sich stärker geerdet und in Einklang mit Ihren Emotionen und Gedanken. Je mehr Sie das Leben lieben und schätzen, umso reicher ist Ihre Belohnung.

Gönnen Sie sich so oft wie möglich eine Auszeit in der Natur. Erinnern Sie sich daran, dass Sie ein Kind des Universums sind. Fühlen Sie Ihre tiefe Verbindung zur Natur. Sie sind ein Geschöpf dieser Erde – hier liegen Ihre Wurzeln.

Schritt 4: Verwandeln Sie negative Energien

Was in Ihnen ist, lassen Sie's raus.
Was Sie wirklich tun wollen, tun Sie's.
Geben Sie sich keinen Zweifeln hin.

LAURENCE G. BOLDT

Nachdem Sie die ersten drei Schritte unternommen haben, um Ihr eigener Life Coach zu werden, befinden Sie sich auf dem besten Weg, die Kontrolle über Ihr Leben zu erobern und sich ungeahnte Chancen zu eröffnen. Indem Sie Ihr Bestes geben, Ihren Fokus finden und motiviert bleiben, sprudeln Sie vor optimistischer Energie, die neue und spannende Möglichkeiten in Ihr Leben holt. Damit Dynamik und Enthusiasmus nicht vorschnell verpuffen, müssen Sie sich Ihre positive Einstellung bewahren, sodass Hindernisse oder Rückschläge Ihre Pläne nicht über den Haufen werfen und Sie in Unentschlossenheit und Selbstzweifel stürzen können.

Viele Klienten bezeichneten mir gegenüber ihre negative Energie als größte Hürde. Und natürlich: Wer würde nicht müde werden, wenn er ständig gegen Wellen der Negativität anschwimmen muss? Selbstzweifel verleiten dazu, unser Potenzial und unsere Fähigkeit, fokussiert und hochgradig motiviert zu bleiben, in Zweifel zu ziehen. Die Umwandlung negativer in positive Energien ist daher eine unverzichtbare Erfolgsvoraussetzung. Die wahren Sieger im Leben sind nämlich nicht die, die stets atemberaubende Ziele verwirklichen und ein glamouröses Leben frei von Sorgen führen. Nein, wahre Sieger sind gewöhnliche Menschen wie du und ich. Denselben Prüfungen ausgesetzt wie wir alle, gehen sie grundsätzlich gestärkt aus ihnen hervor. Sie sind getrieben von einer wilden Entschlossenheit und wissen sich zu wehren. Und genau das ist der Unterschied zwischen denen, die früher oder später aufgeben und denen, die am Ball bleiben und ihre Ziele konsequent verwirklichen. Das ist keine Frage von Persönlichkeit oder besonderem Talent, sondern hängt ganz allein davon ab, wie effektiv man mit negativen Energien umgeht. Wenn es Ihnen ernst ist mit Ihrem

Wunsch nach Erfolg, sollten Sie in der Lage sein, negative Energien positiv umzumünzen. Das ist nicht weiter schwierig – eine einfache Änderung Ihrer Einstellung genügt.

Niemand fängt ganz oben an. Man muss sich Schritt für Schritt nach oben arbeiten und darf nie den Glauben an sich verlieren. Der Oscar-prämierte Film *Erin Brockovich* mit Julia Roberts in der Titelrolle erzählt die Geschichte einer ungewöhnlichen Frau, die einem Großkonzern Paroli bietet und für mehrere durch verseuchtes Grundwasser erkrankte Familien Schadensersatzzahlungen in Höhe von einer viertel Milliarde Dollar erkämpft. Die echte Erin Brockovich hatte eine Serie aussichtsloser Jobs und aussichtsloser Beziehungen hinter sich und war am Boden, aber längst nicht k.o.! Für ihren Kampf musste die alleinerziehende Mutter mentale und emotionale Kräfte mobilisieren, und dass sie letztendlich siegte, lag an ihrer unerschütterlichen Entschlossenheit, gegen alle Negativität und Opposition die Wahrheit ans Licht zu bringen. Sie verwandelte eine negative Situation in etwas Positives und gewann gleichzeitig an Selbstvertrauen und Stärke. Indem Erin all ihre Energien

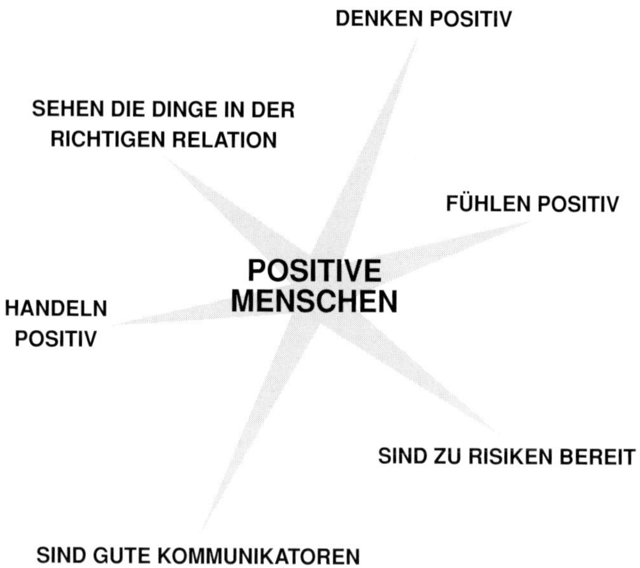
DENKEN POSITIV
SEHEN DIE DINGE IN DER RICHTIGEN RELATION
FÜHLEN POSITIV
POSITIVE MENSCHEN
HANDELN POSITIV
SIND ZU RISIKEN BEREIT
SIND GUTE KOMMUNIKATOREN

Positive Menschen

kanalisierte, um ihr Ziel zu erreichen, verlieh sie der Macht positiver Überzeugungen und ethischen Handelns ein Gesicht und wurde zu einer Heldin des Alltags.

Negative Energien positiv ummünzen

Mir ist aufgefallen, dass meine Klienten oft Angst davor haben, zu negativ zu werden, und, solange sie ängstlich bleiben, nicht in der Lage sind zu einem konstruktiven Umgang mit ihrer Negativität. Ich verrate Ihnen jetzt ein Geheimnis: Selbst höchst positive Menschen packt hin und wieder der Blues! Schwer zu glauben, ich weiß, speziell an Tagen, an denen Ihre Motivation gen Null steuert. Wann immer man sich selbst am Boden fühlt, hat man den Eindruck, der Rest der Menschheit habe sein Leben perfekt im Griff. Alle scheinen göttliche Beziehungen und göttliche Jobs zu haben und sich göttlich zu fühlen – nur Sie allein hadern mit Ihren Problemen, fühlen sich saft- und kraftlos. Das ist natürlich nie die Wahrheit, sondern nur Ihr subjektiver Eindruck, solange Sie sich mutlos fühlen.

Setzen wir also der Angst vor Negativität ein Ende und werfen einen etwas anderen Blick auf das Phänomen.

Positiv sein heißt nicht, das Leben immer nur von seiner sonnigen Seite zu betrachten und alles Negative unter den Teppich zu kehren. Positive Menschen sehen das Leben realistisch und haben keine Angst – weder vor ihrer eigenen noch vor der Negativität anderer Menschen. Verschließen Sie also nicht die Augen vor Gedanken, Gefühlen und Verhaltensweisen, die nicht hilfreich sind und die Sie nicht weiterbringen. Bemerken Sie stattdessen, wenn Negativität in Ihnen oder in anderen hochsteigt, dann setzen Sie sich konstruktiv mit ihr auseinander und wandeln sie positiv um. Das kann zum Beispiel bedeuten, dass Sie Ihre Zeit nicht mit jemandem verbringen, der miese Stimmung verbreitet. Die bewusste Entscheidung, sich von dieser Person nicht zum Opfer machen zu lassen, wäre eine gute Weise, eine negative Situation positiv umzumünzen.

Eine Freundin von mir befand sich in einer langjährigen Beziehung, als sie den Verdacht zu hegen begann, dass ihr Partner sie betrog. Natürlich war sie verzweifelt, ihre Selbstachtung sank in den Keller, sie verlor all ihre Energie und ihr Strahlen. Doch sie blieb nicht lange in ihrem tiefen Loch, sondern zog sich mit eigener Kraft aus ihm heraus. Sie blickte ihrer Negativität, den Gefühlen der Wertlosigkeit und Unzulänglichkeit, ins Auge und begann, ihr Selbstwertgefühl und ihre Selbstachtung systematisch wieder aufzubauen. Als sie sich stark genug fühlte, nutzte sie die negative Energie ihrer Wut und wandelte sie in positive Kraft und Bestimmtheit um. Sie stellte ihren Partner zur Rede. Zunächst flüchtete er sich in Ausreden, doch dann gestand er alles und bat weinend um Verzeihung. Inzwischen hatte meine Freundin ihn jedoch genügend durchschaut, um zu wissen, dass er es nicht wert war, „zurückgenommen" zu werden. Am Ende war sie sogar froh, diese Krise durchgemacht zu haben, weil sie ihre Schwächen und Stärken ans Licht gebracht hatte.

Dieses Beispiel zeigt etwas sehr Wichtiges: Wenn Sie eine negative Situation genau genug betrachten, entdecken Sie immer die Möglichkeit der Veränderung, die sie in ihrem Kern birgt. Stellen Sie sich Ihrer negativen Energie, finden Sie heraus, wie sie Ihr Leben konkret beeinflusst, und dann unternehmen Sie die notwendigen Schritte, um sie zu überwinden, von ihr zu lernen und gestärkt weiterzumachen. Diese positive Umwandlung negativer Energien funktioniert immer. Bestimmte Werkzeuge, die ich Ihnen gleich vorstellen möchte, helfen bei der Überwindung jeglicher Art von Negativität. Denken Sie jetzt an eine Situation zurück, als Sie mit Ihren negativen Gefühlen oder mit denen anderer konfrontiert waren und sie aus eigener Kraft hinter sich ließen. Wie haben Sie das angestellt? Auf welche Ihrer Eigenschaften haben Sie zurückgegriffen? Was haben Sie dabei über sich selbst in Erfahrung gebracht?

Tipp:

Nennen Sie drei persönliche Herausforderungen, die Sie in einen Zustand der Negativität versetzt haben, aus dem Sie sich selbst befreit haben. Betrachten Sie jede Situation einzeln und stellen Sie sich folgende Fragen: „Warum fiel ich in ein Loch?", „Wie lange blieb ich dort?", „Wie veränderte ich meine Einstellung und gewann dadurch neue Energie und die Kraft, mich meiner Herausforderung zu stellen?", „Wie überwand ich meine Negativität?", „Wie fühle ich mich heute, wenn ich an damals zurückdenke?".
Auf schwierige Situationen zurückzublicken ist von Vorteil, denn es verrät Ihnen viel über Sie selbst, über Ihre innere Stärke, Ihren Erfindungsreichtum und Ihre Fähigkeit, immer wieder auf die Füße zu kommen. Nutzen Sie dieses Bewusstsein als Rückversicherung, dass Sie alle Herausforderungen, die die Zukunft für Sie in petto haben mag, meistern können und werden.

Positiver Energiekreislauf

Sie bringen Ihr ganzes Selbst – Ihre Gedanken, Gefühle und Verhaltensweisen – in jede Ihrer Erfahrungen ein. Wenn Sie sich positiv und zuversichtlich fühlen, fließt Ihre Energie frei und ungehindert, Ihre Gedanken sind optimistisch, Sie fühlen sich sicher und zentriert, Ihr Handeln ist ruhig und bestimmt. Stellen Sie sich vor, dass sich Ihre Energie jetzt in diesem entspannten, freien Fluss befindet – das ist Ihre natürliche Balance. Sie befähigt Sie zu kreativen Höchstleistungen. Wenn Sie sich so fühlen, gibt es nichts, was Sie aufhalten kann. Denken Sie an eine Zeit zurück, als Sie sich so fühlten. War das nicht ein erhebendes Gefühl?

Tatsächlich sind wir selbst es, die unseren kreativen Fluss bremsen, indem wir zulassen, dass negative Energien unseren Energiekreislauf blockieren und unseren positiven Zustand stören. Schon ein einziger negativer Gedanke setzt eine Kettenreaktion in Gang, die uns auf allen Ebenen beeinflusst. So stürzt uns etwa der Gedanke „Ich bin nicht gut genug" in einen negativen Zustand des Pessimismus und der Depression, der wiederum Unentschlossenheit und Lethargie nach sich zieht. Und wie schrecklich sich das anfühlt, ist Ihnen sicher bekannt!

Die gute Nachricht ist, dass Sie, sobald Sie wissen, wie Ihr persönlicher Energiekreislauf funktioniert, negative Blockaden einfach erkennen und umwandeln und auf diese Weise einen positiven Zustand der Balance und des Wohlbefindens herstellen können. Die folgende Energie-Checkliste gibt die verschiedenen durch negative Energien beeinflussten Ebenen wieder und zeigt, wie Negativität in positive Gedanken, Emotionen und Verhaltensweisen umgewandelt werden kann.

Energie-Checkliste

NEGATIVE ENERGIE → POSITIVE ENERGIE

UMGEWANDELT IN

Negative Gedanken	**Positive Gedanken**
„Ich glaube nicht an mich selbst."	„Ich glaube an mich selbst."
„Ich verdiene es nicht besser."	„Ich verdiene nur das Beste."
„Ich bin ein Opfer."	„Ich habe die Kontrolle."
„Ich bin machtlos."	„Ich habe Macht."
„Ich bin ein Versager."	„Ich bin erfolgreich."
„Ich kann mich nicht ändern."	„Ich kann mich ändern."
Negative Emotionen	**Positive Emotionen**
„Ich fühle mich unsicher."	„Ich fühle mich sicher."
„Ich fühle mich gefangen."	„Ich fühle mich frei."
„Ich fühle mich antriebslos."	„Ich brenne vor Enthusiasmus."
„Ich fühle mich in der Sackgasse."	„Ich fühle mich motiviert."
„Ich fühle mich lethargisch."	„Ich fühle mich energiegeladen."
„Ich fühle mich schuldig."	„Ich habe ein reines Gewissen."

Negatives Verhalten	Positives Verhalten
„Ich kann kein Risiko eingehen."	„Ich kann Risiken eingehen."
„Ich kann nicht Nein sagen."	„Ich kann Nein sagen."
„Ich kann keine Gefühle zeigen."	„Ich kann Gefühle zeigen."
„Ich handle unentschlossen."	„Ich handle entschlossen."
„Ich verhalte mich passiv/aggressiv."	„Mein Verhalten ist entschlossen und klar."
„Ich kann nur schlecht kommunizieren."	„Ich kann gut kommunizieren."

Positiv denken

Wer möchte sich schon mit dem Gefühl der eigenen Ohnmacht durchs Leben kämpfen, wenn er genauso gut seine wahre Macht erkennen und das Beste aus sich herausholen könnte? Wer hält sich gern für einen Versager, wenn er genauso gut Erfolg haben könnte? Sicher möchten Sie nicht ein Gefangener selbst auferlegter Begrenzungen sein, oder?

Das müssen Sie auch nicht, denn Ihre negativen Gedanken und Überzeugungen haben keine Macht über Sie. Sie können sie umpolen, sobald Sie sie erkennen. Werfen Sie einen Blick auf die negativen Gedanken der Energie-Checkliste. Vielleicht sind ein oder zwei darunter, mit denen Sie sich besonders identifizieren. Wie könnten Sie die Liste ergänzen? Denken Sie eine Weile über diese Frage nach, bevor Sie die negativen Gedanken auflisten, die Ihnen am häufigsten durch den Kopf gehen. Solche Gedanken werden mit jeder Wiederholung bekräftigt. Dazu müssen sie nicht laut ausgesprochen werden – der Gedanke allein reicht. Warum weiter etwas wiederholen, das Sie einschränkt und einengt? Mindestens 70 Prozent unserer täglichen Gedanken sind negativ – wie hoch der Prozentsatz wohl erst an schlechten Tagen ist? Jede Reduzierung dieser Zahl übt einen gewaltigen Einfluss auf Ihr Leben aus, sodass Sie schon bald zum Club der Sieger gehören können, die die wahre Macht positiven Denkens kennen und erfahren.

Die Folge positiver statt negativer Affirmationen ist ein neuer Kreislauf, der von positiver Energie getrieben ist. Gehen Sie die positiven Gedanken der Energie-Checkliste durch und sprechen Sie sie laut aus. Sehen Sie sich im Spiegel an und wiederholen Sie sie. Formulieren Sie Ihre eigenen positiven Gedanken, die besondere Bedeutung für Sie haben, und sagen Sie sie wieder und wieder auf. Je häufiger Sie das tun, umso besser ist das Ergebnis, weil Sie alte negative durch kraftvolle positive Gedankenmuster ersetzen. Registrieren Sie, wie Ihre Stimmung steigt, wenn Sie positiv, und wie Sie fällt, wenn Sie negativ denken. Manipulieren Sie Ihre Gedanken so, dass sie Ihnen Inspiration und Energie einflößen. Denken Sie positiv – und fühlen Sie sich glänzend!

AUSZEIT:

Entspannen Sie sich einige Minuten. Machen Sie mehrere tiefe Atemzüge und schließen Sie Ihre Augen.
Stellen Sie sich Ihr Leben als eine Reise und Suche vor. Wohin steuern Sie, wonach suchen Sie? In welchem Stadium Ihrer Reise befinden Sie sich? Lassen Sie Bilder und Gedanken auf natürliche Weise in Ihnen aufsteigen.
Begegnen Sie Hindernissen auf Ihrem gewählten Pfad? Sind Sie offen für alle positiven Energien, die sich Ihnen erschließen? Geben Sie sich auch hier genügend Zeit, um Ihre wahren Emotionen an die Oberfläche zu holen.
Erkennen Sie, dass dies ganz allein Ihr Weg ist. Visualisieren Sie, wie viel Liebe, welch wundervolle Ereignisse und faszinierende Menschen Sie auf Ihrer Reise erwarten. Öffnen Sie sich der positiven Energie des Universums. Sehen Sie sich, wie Sie leicht und voller Anmut auf Ihrem leuchtenden Pfad schreiten.
Wenn Sie bereit sind, öffnen Sie Ihre Augen. Kehren Sie in den Raum zurück. Sie sind einzigartig und unverwechselbar – und Ihre Reise ist es auch.

Positiv fühlen

Der Umgang mit negativen Gefühlen macht niemandem Spaß. Keiner fühlt sich gern elend, traurig oder deprimiert. Und Gefühle wie Ärger, Neid und Scham sind geradezu tabu. Wissen Sie, wie es ist, sich bestimmte Gefühle nicht einzugestehen, weil man sie für negativ hält? Haben Sie sich schon mal deprimiert gefühlt und Ihre Seelenpein hinter einer (aufgesetzt) glücklichen, „positiven" Fassade versteckt? Das ist in Ordnung, solange Sie sich dessen bewusst sind und Ihre wahren Gefühle kennen. Im Life Coaching verwenden wir oft den Satz: „Täusche es vor, bis es echt ist." Eine gute Taktik, die Ihnen hilft, Ihre positiven Energien anzuzapfen. Trotzdem müssen Sie Ihre negativen Emotionen beleuchten und anerkennen, um sie dann loslassen zu können. Andernfalls nisten sie sich ein, gären vor sich hin und tauchen zu unpassender Gelegenheit wieder auf. Täuschen Sie also ruhig vor, aber vergessen Sie nicht, Ihren wahren Gefühlen zum geeigneten Zeitpunkt ins Auge zu sehen. Positive Menschen sind mit ihren Gefühlen verbunden. Haben Sie keine Angst vor Ihren Gefühlen. Sie besitzen nur dann Macht über Sie, wenn Sie sie verleugnen.

Zum Beispiel Schuldgefühle. Wenn Sie sich schuldig fühlen, nehmen Sie dieses Gefühl näher unter die Lupe und finden Sie heraus, was es Ihnen mitteilen will. Graben Sie tiefer und forschen Sie nach den Ursachen. Warum fühlen Sie sich schuldig? Wie real ist dieses Gefühl? Lassen Sie sich in eine Opferrolle drängen? Könnten Sie Sühne tun? Wenn ja, tun Sie es und finden Sie einen Abschluss. Und wenn nein, lassen Sie endlich los.

Zum Beispiel Ärger. Was ist der Grund für Ihren Ärger? Gibt es eine tiefere Ursache? Gegen wen richtet sich Ihr Ärger? Muss etwas gesagt werden? Muss etwas getan werden? Müssen Sie sich selbst oder einer anderen Person verzeihen?

Unsere Gefühle hängen unmittelbar mit unseren Bedürfnissen zusammen. Werden diese erfüllt, können wir optimistisch und heiter sein. Leugnen oder verstecken wir unsere Gefühle, täuschen wir vor, keine Bedürfnisse zu haben, und fühlen uns voller negativer Energie. Positive Menschen verwandeln ihre negativen Emotionen, indem sie einen offenen Umgang mit ihren Gefühlen pflegen.

Wählen Sie eine Ihrer negativen Emotionen aus und finden Sie heraus, was wirklich dahintersteckt. Ergreifen Sie die Maßnahme, die Ihnen notwendig erscheint, und dann lassen Sie los! Verabschieden Sie sich ein für alle Mal von der negativen Emotion. Erst dann sind Sie frei, Ihr Leben fortzusetzen und wieder positiv zu fühlen.

Gewöhnen Sie sich an, im Laufe des Tages immer wieder *Gefühls-Checks* durchzuführen. Jedes Mal, wenn Sie daran denken, halten Sie einen Moment inne und fragen sich: „Was fühle ich in diesem Moment?“ Je häufiger Sie dies tun, umso besser lernen Sie Ihre Gefühle kennen. Es fällt Ihnen leichter, negative Emotionen rechtzeitig zu verwandeln, bevor sie sich einnisten und gären können. Horchen Sie auf das, was Ihre Gefühle Ihnen sagen wollen.

Positiv handeln

Wenn Sie auf Wasser gehen wollen, müssen Sie aus Ihrem Boot aussteigen. Ich weiß, ich weiß: Eigentlich wollen Sie keine Wunder vollbringen, sondern nur Ihr Leben ändern. Doch das Prinzip ist dasselbe: Wenn Sie weiter das tun, was Sie bisher getan haben, bleibt Ihr Ergebnis das gleiche. Wir alle haben unsere speziellen Verhaltensmuster, die uns zurückhalten und in unserem Handeln einschränken können. Wenn Sie wollen, dass neue Dinge geschehen, müssen Sie bereit sein, Ihr Verhalten zu ändern. Das schließt die Bereitschaft ein, zu definieren, was Sie genau wollen, und es dann aktiv und entschlossen zu verfolgen. Möglich, dass Sie nicht aus dem Boot aussteigen müssen, aber Sie sollten nicht zögern, sich bisweilen in unruhiges Fahrwasser zu begeben! Sind Sie bereit, dieses Risiko einzugehen? Und als Risiko wird es Ihnen erscheinen – denn wenn nicht, hätten Sie es bestimmt schon früher getan.

TIPP:

Stellen Sie sich vor, Sie öffnen die Tür zu einem Raum, in dem eine Party im Gange ist. Sie treten ein und sehen sich um. Was nehmen Sie wahr? Sie sehen den Raum und die Menschen, doch das ist nicht alles. Auf einer subtileren Ebene spüren Sie die Energien, die die Anwesenden aussenden. Sie spüren die Vibrationen im Raum. Sind diese überwiegend positiv, lassen Sie sich von der Beschwingtheit „anstecken“, sind sie überwiegend negativ, spüren Sie vermutlich einen unangenehmen Druck im Solarplexus-Bereich und würden am liebsten auf dem Absatz kehrtmachen. Die Energien anderer Menschen nehmen unmittelbaren Einfluss auf die Art und Weise, wie wir uns fühlen, und solche intuitiven Wahrnehmungen haben nichts mit Hellseherei zu tun. Während wir unseren Alltag leben, nehmen unsere Antennen Gedanken und Gefühle anderer auf; allerdings geschieht dies oft unbewusst.
Denken Sie an eine Situation zurück, als Sie blendend gelaunt waren und auf jemanden trafen, der an allem herumnörgelte und miese Stimmung verbreitete. Wie wirkte sich das auf Ihre Laune aus? Falls Sie sich der Energien, die Sie umgeben, nicht bewusst sind, passiert es leicht, dass Sie sich in die Niederungen der Negativität hinabziehen lassen, ohne es zu realisieren. Beugen Sie vor, indem Sie bewusst auf die Energien achten, die andere ausstrahlen. Wenn Sie Ihre Zeit mit positiven und optimistischen Menschen verbringen, stecken deren Vibrationen Sie an und heben Ihr eigenes Energielevel.

Denken Sie nun an eine positive Maßnahme, die Sie ergreifen könnten und die Ihr Leben auf der Stelle einschneidend verändern würde. Das muss nichts Großartiges sein – es reicht ein kleiner Schritt, von dem Sie wissen, dass Sie ihn tun können. Warum haben Sie das nicht längst getan? Worauf warten Sie noch? Haben Sie Angst, dass Sie scheitern könnten oder jemand aufhört, Sie zu mögen? Wessen Leben leben Sie eigentlich? Positive Aktionen geben Ihnen das Gefühl, mutig zu sein. Entschließen Sie sich jetzt zu einem beherzten Schritt in ein neues Leben. Zögern Sie nicht länger!

Sehen Sie sich all die Nörgler und Lamentierer an, die wie Opfer klingen und sich auch so verhalten. Ich spreche wohlgemerkt nicht von Leuten mit echten Problemen, sondern von den vielen, die immer etwas oder jemandem die Schuld an ihren Schwierigkeiten geben. Diese „armen Opfer" müssen für nichts jemals selbst die Verantwortung übernehmen oder ein Scheitern riskieren oder einen Narren aus sich machen oder einen Fauxpas riskieren. Folglich kommen sie nie vom Fleck, bleiben unglücklich, voller Groll und Reue und ohne jedes Selbstbewusstsein. Bestimmt kennen auch Sie solche Menschen. Sie sind zutiefst unglücklich und unerfüllt, weil sie all ihre Energien mit Jammern und Nörgeln vergeuden und keine positive Kraft übrig haben, um vorwärtszugehen und Veränderungen herbeizuführen. Wer möchte schon am Ende seines Lebens nichts anderes vorweisen können als eine perfekt ausgefüllte Opferrolle? Das Leben ist zu kurz und zu kostbar, um verpassten Gelegenheiten nachzuweinen.

Sie sind anders. Sie sind ein positiver Mensch und stellen sich der Verantwortung, das Leben Ihrer Träume zu leben. Legen Sie die Messlatte Ihrer Erwartungen höher, verlassen Sie Ihre Komfortzone, treten Sie imaginäre Türen ein. Handeln Sie positiv und entschlossen.

Zehn Tipps für mehr Bestimmtheit

1. Seien Sie entschlossen.
2. Sagen Sie Nein, wenn es notwendig ist.
3. Übernehmen Sie die Verantwortung für Ihr Handeln.
4. Kommunizieren Sie klar und unmissverständlich.
5. Hören Sie aufmerksam zu.
6. Sagen Sie Ja, wenn es notwendig ist.
7. Holen Sie aus sich selbst und aus anderen das Beste heraus.
8. Bitten Sie um das, was Sie möchten.
9. Haben Sie keine Angst vor Risiken.

10. Treten Sie für Ihre Belange ein.

ÜBUNG:

Ihr Verhalten im Rückblick

Denken Sie an eine Zeit zurück, als Sie sich von einer – Situation oder Person in die Opferrolle drängen ließen.

- Wie haben Sie sich verhalten?
- Was war das Ergebnis?
- Welches positive (von Bestimmtheit geprägte) Verhalten hätten Sie zeigen und damit ein anderes Ergebnis erzielen können?

Denken Sie nun an eine Zeit zurück, als Ihr Verhalten von Bestimmtheit geprägt war.

- Wie haben Sie sich damals verhalten?
- Was war das Ergebnis?

Sehen Sie sich Ihre Antworten an und greifen Sie mindestens einen Tipp heraus, der nützlich wäre, wenn Sie ihn sofort umsetzen würden. Setzen Sie ihn um!

Die Dinge in der richtigen Relation sehen

Das offensichtlichste Charakteristikum positiver Menschen ist ihre Fähigkeit, über das Leben zu schmunzeln und die Dinge in der richtigen Relation zu sehen. Manchmal neigen wird dazu, das Leben so ernst zu nehmen, dass wir darüber vergessen, worum es eigentlich geht. Es ist leicht, vor lauter Bäumen den Wald nicht mehr zu sehen, wenn es so viele Sachen zu tun und *so wenig Zeit* gibt. Denken Sie einen Moment über diesen Punkt nach: Wenn wir alles furchtbar schwer nehmen, passiert es uns leicht, dass wir von einem Drama ins nächste stolpern und in unseren negativen Reaktionen gefangen sind. Was war Ihr letztes „Drama“ und wie hat es Ihre Gedanken, Gefühle und Verhaltensweisen beeinflusst? Wenn wir auf Situationen und Menschen reagieren, als gäbe es ständig irgendwo einen Brand zu löschen, geraten die Dinge aus der Relation, und unsere Probleme werden oft noch schwieriger lösbar.

Warum entspannen Sie sich nicht – der Himmel wird nicht einstürzen und versuchen, sich eine andere Einstellung zuzulegen? Die Befürchtung, bei einer entspannteren Einstellung die Kontrolle zu verlieren, ist unbegründet. Ihr dauerhafter Erfolg hängt von mehr ab als der Erreichung eines bestimmten Ziels – auch Ihr Wohlfühlfaktor ist entscheidend. Seien Sie unbedingt fokussiert, entschlossen und motiviert, aber vergessen Sie darüber nicht *Freude und Spaß*. Erfolgreiche Menschen bringen ihre positive Energie in sämtliche Beziehungen ein und werden dafür geliebt! Wir alle wünschen uns eine Portion entspannte, heitere und von Spaß getragene Energie und tun sehr viel, um uns diese zu sichern. Mit anderen Worten: Wenn Sie jede Situation mit Humor und in der richtigen Relation sehen, haben Sie bessere Karten, zwischendurch jede Hilfe zu bekommen, die Sie brauchen.

Wer positive Energie ausstrahlt, zieht positive Energie an – in Form von Leuten, die uns unterstützen, großartigen Möglichkeiten und einer Menge Spaß! Das nächste Mal, wenn Sie sich dabei ertappen, die Dinge ernster zu nehmen, als es gut für Sie ist, fragen Sie sich: „Wie wichtig wird diese Sache in sechs Monaten sein?“ Werden Sie locker, lächeln Sie, erwarten Sie das Beste, handeln Sie bestimmt – und schon bald wird sich eine Wendung zum Positiven abzeichnen. Verwandeln Sie negative Energien.

Auszeit:

FÜNF-MINUTEN-ENTSPANNUNG

Machen Sie es sich bequem. Entspannen Sie Ihren Körper, entspannen Sie Ihren Geist. Schließen Sie Ihre Augen und folgen Sie Ihrem Atem – ein und aus, ein und aus, ein und aus ... Bald merken Sie, wie Sie innerlich ruhiger werden – ruhiger und wacher zugleich.
Stellen Sie sich nun vor, wie Liebe und Güte in Ihr Herz strömen. Fühlen Sie, wie sehr Sie geliebt und geschätzt werden. Verstärken und intensivieren Sie die Empfindung, bis Ihr Herz vor Liebe und Güte überströmt. Verweilen Sie kurz bei diesem Gefühl.
Sie sind so voll Liebe und positiver Energie, dass Sie sie nach draußen senden wollen. Fangen Sie an, indem Sie Ihre Energie den Menschen schicken, die Sie lieben. Sehen Sie vor Ihrem geistigen Auge, wie positiv und stark und glücklich diese Menschen dadurch werden. Gibt es noch eine Person, der Ihre kraftvolle Energie nutzen würde? Senden Sie ihr eine Dosis davon.
Merken Sie, dass Sie sich umso fabelhafter fühlen, je mehr von dieser liebenden Energie Sie nach draußen senden.
Öffnen Sie nun langsam Ihre Augen, verweilen Sie aber weiter in diesem warmen, liebenden Gefühl. Sie nehmen diese liebende Energie mit, wo immer Sie auch hingehen. Egal ob im Büro, in der Straßenbahn, beim Abholen der Kinder aus dem Kindergarten, beim Kochen, im Restaurant ... – Sie können sie jederzeit anzapfen. Wenn Sie das Ausstrahlen positiver Energie regelmäßig üben, werden Sie sich entspannter fühlen und auch so aussehen. Außerdem werden andere Menschen viel positiver auf Sie reagieren.

Schritt 5: Seien Sie inspiriert

Es ist normal, für sich selbst Gutes zu wünschen ...
Wünsche an sich sind nichts Falsches. Nur treffen wir oft eine falsche Wahl.
Wer glaubt, dass Profanes wie Essen, Sex, Macht oder Ruhm glücklich macht, täuscht sich. Nur etwas so Fundamentales und Tiefes wie unser wahres Selbst macht uns wirklich und dauerhaft glücklich.

SRI NISARGADATTA MAHARAJ

Das Leben ist wie eine Pralinenschachtel. Jede einzelne Praline hat eine hübsche und verführerische Verpackung und eine unwiderstehliche, aber gefährliche Füllung. Wenn wir uns in einem Rutsch durch die ganze Schachtel futtern, schmeckt ihr Inhalt immer weniger köstlich und am Ende wird uns übel. So ähnlich verhält es sich mit den materiellen Freuden des Lebens: Sie bringen einen kurzen Rausch, doch schon wenig später sind wir auf der Suche nach dem nächsten Kick. Nicht, dass ich die Freuden des Lebens in ihrer Bedeutung schmälern will, ich liebe sie genauso sehr wie jeder andere. Der Unterschied ist, dass ich weiß, dass sie mir nie die Erfüllung und Befriedigung schenken können, die ich mir ersehne. Sie reichen einfach nicht aus. Und das wissen wir tief in unserem Innern alle. Vermutlich hat jeder schon mal im Stillen gedacht: Es muss mehr im Leben geben als das. In der glitzernden Welt der Werbung wimmelt es nur so von vollmundigen und überzogenen Behauptungen: „Kaufen Sie diese Zahnpasta, und Sie werden unverschämt selbstbewusst; wenn Sie diesen Lippenstift tragen, wird jeder Mann auf der Party um Ihre Telefonnummer betteln; benutzen Sie dieses Shampoo, und Sie sehen wie ein Filmstar aus; machen Sie eine Diät und Sie bekommen Modelmaße ...“ Versprechungen, Versprechungen! Natürlich wollen wir gut aussehen und uns gut fühlen; wir wollen todschicke Schuhe und ein flottes Auto *und* das Gefühl, dass unser Leben Sinn und wahre Bedeutung hat. Die gute Nachricht: Wir können all diese Dinge auf einmal haben, sofern wir für Ausgewogenheit zwischen den materiellen und spirituellen Aspekten unseres Lebens sorgen.

Lassen Sie sich durch das Wörtchen „spirituell“ nicht abschrecken. Es bedeutet nicht, dass Sie nur noch Gemüse essen dürfen, in einer Höhle im Himalaya leben oder stundenlang über die Bedeutung des Lebens nachsinnen müssen. Die spirituellen Ratgeber der Vergangenheit empfahlen zwar, den „Ablenkungen“ der materiellen Welt den Rücken zu kehren, doch heute weiß man, dass kaum jemand Zeit oder Lust hat, Monate im – Kloster zu verbringen oder täglich viele Stunden zu meditieren.

Manchmal tendieren wir dazu, die materiellen und spirituellen Aspekte unseres Lebens als separat oder sogar als kollidierend wahrzunehmen. Dabei brauchen wir selbstverständlich beides. Es gäbe unsere materielle Form nicht ohne unseren Geist (Spiritualität, Lebenskraft) und natürlich könnte unser Geist nicht ohne den Körper in der physischen Welt existieren. Wir alle operieren auf einer physischen, emotionalen und spirituellen Ebene und deshalb kann uns nichts, das die materielle Welt zu bieten hat, jemals vollständig befriedigen. Geld und die Dinge, die man damit kaufen kann, sind zu einer Erfüllung unserer tieferen emotionalen und spirituellen Bedürfnisse einfach nicht in der Lage.

ÜBUNG:

Materielle und spirituelle Überlegungen

Welche sechs Dinge halten Sie für am wertvollsten in Ihrem Leben? Es kann sich um Dinge handeln, die Sie besitzen, um Menschen, mit denen Sie Ihr Leben teilen, um Talente oder Begabungen, über die Sie verfügen ... Wählen Sie, was immer Ihnen einfällt.
Erklären Sie, warum jedes dieser Dinge so wichtig für Sie ist.
Nun stellen Sie sich vor, Sie hätten bei einer guten Fee drei Wünsche frei. Was wünschen Sie sich? Erläutern Sie Ihre Wahl.

Stellen Sie sich weiter vor, Sie hätten ein sehr hohes Alter erreicht und wären auf Ihrer eigenen Geburtstagsfeier zu Gast. Was würden Sie gern erreicht haben? Was glauben Sie, würde Ihnen zu diesem Zeitpunkt Ihres Lebens am meisten bedeuten?
Werfen Sie einen genauen Blick auf Ihre Antworten. Was verraten sie über Sie? Wie wichtig ist Materielles für Sie? Wie wichtig ein tieferes Gefühl von Sinn und Erfüllung? Wie können Sie für Ausgewogenheit zwischen materiellen und spirituellen Faktoren sorgen?
Was sind Ihre wahren „Wertsachen"? Schätzen und preisen Sie sie jeden Tag.

Sie sind göttlich

Ja, das sind Sie tatsächlich! Sie sind ein Mensch und daher per Definition spirituell. Ihr spirituelles Selbst findet seinen Ausdruck in Ihrem physischen Körper. Die Energie des Universums fließt in Ihnen und schenkt Ihnen Leben – jenen göttlichen Funken eines übergeordneten Bewusstseins, der uns allen gemeinsam ist. So wie eine Glühbirne nicht ohne Strom brennen kann, so sind wir nichts ohne die universelle Energie, die uns speist.

Obwohl Ihre Spiritualität ein fundamentaler Teil Ihres Selbst ist, fragen Sie sich vielleicht, worum genau es sich handelt. Sehen kann man sie schließlich nicht. Statt nach äußeren Indizien zu suchen, reicht es, wenn wir den Blick auf unser Inneres richten und die Inspiration und Freude fühlen, die wir durch unsere spirituelle Natur erhalten. Wie Sie das am besten anstellen, erkläre ich Ihnen in diesem Kapitel. Wenn Sie jemals ein Neugeborenes im Arm gehalten haben, besteht für Sie kein Zweifel, dass wir eingehüllt in spirituelle Energie in diese Welt kommen, umgeben von einem Kranz des Lichts. Babys strahlen unverkennbare Spiritualität aus – ihr göttlicher Funke ist zum Greifen nah und für jeden spürbar. Das war auch bei Ihnen so. Doch die Wahrscheinlichkeit ist groß, dass Ihr Streben nach materiellen Besitztümern Ihre Spiritualität verdrängt hat. So sehr hat Sie Ihr *Tun* beschäftigt, dass Sie darüber die Verbindung mit Ihrem *Sein* verloren haben. Die Stärkung Ihres spirituellen Bewusstseins erfordert weder Training noch esoterische Methoden; es genügt, wenn Sie sich auf eine lange zurückliegende Erfahrung besinnen, die Sie nur vorübergehend vergessen hatten.

Spirituelle Energie

Ihrer Spiritualität verdanken Sie die Liebe zum Leben – das schönste Geschenk schlechthin. Wenn Sie sich inspiriert fühlen, verbinden Sie sich mit Ihrer spirituellen Energie. Erinnern Sie sich an einen Moment, als Sie sich eins mit dem Universum fühlten? Vielleicht betrachteten Sie das Schauspiel eines Sonnenuntergangs, hatten sich Hals über Kopf verliebt oder waren voll und ganz in einer Sache aufgegangen und hatten darüber Zeit und Raum vergessen.

Wann immer wir uns voll und ganz auf eine Sache einlassen, an nichts mehr denken und komplett von ihr vereinnahmt sind, spüren wir einen Hauch von Einheit mit etwas, das viel größer ist als wir selbst. Die Zeit steht still – unser Bewusstsein lässt die physische Wahrnehmungsebene weit hinter sich. Aktivitäten, die den Geist beruhigen und die Gedanken verlangsamen, zum Beispiel Yoga, Visualisierungen oder aerobes Training, können diese Verlagerung des Bewusstseins bewirken, ebenso wie alles, was uns unerwartet auf tiefer Ebene berührt – ein Traum etwa, eine Erinnerung oder eine extreme Emotion. Um diese Bewusstseinsveränderung zu spüren, muss man im Kopf und im Herzen offen sein. Wann immer wir unsere Schutzmauern und unsere Masken aufgeben, spüren wir diese spirituelle Verbindung besonders stark.

TIPP:

Achten Sie darauf, wie beschäftigt Sie sind. Mit fokussierten Aktionen erzielt man natürlich Ergebnisse, aber es gibt auch Menschen, die sich um des Beschäftigtseins willen rund um die Uhr auf Trab halten. Jede Übertreibung fördert Stress. Das gilt für alle Formen des Beschäftigtseins, auch für zu viel denken! Sobald Sie anfangen hektisch zu werden – und Sie wissen genau, wie sich das anfühlt –, hören Sie sofort mit dem auf, was Sie gerade tun. Ermahnen Sie sich, dass der Eindruck, ein rasantes Tempo an den Tag legen zu müssen, um alles auf die Reihe zu kriegen, falsch ist. Sie schaffen wesentlich mehr, wenn Sie ruhig und konzentriert vorgehen und jeden einzelnen Moment bewusst wahrnehmen. Natürlich gibt es eine Aufgabe zu erledigen – aber was haben Sie davon, wenn Sie keine Freude und keinen Sinn in Ihrer Aufgabe finden?

- Machen Sie sich diesen Umstand bewusst, wenn Sie das nächste Mal überfordert sind.
- Vergessen Sie nicht, dass Sie selbst entscheiden, sich in Ihrem Beschäftigtsein zu verlieren.
- Nutzen Sie die nächsten Minuten, um Ihr Bewusstsein für Ihr Sein im Unterschied zu Ihrem Tun zu schärfen.
- Kehren Sie mit einem neuen Gefühl von Entspannung zu Ihrer Aufgabe zurück. Wetten, dass sie Ihnen viel schneller und besser von der Hand gehen wird, weil Sie sich ruhiger und klarer fühlen?

Wann haben Sie zum letzten Mal eine solche Erfahrung gemacht? Wann immer Sie solche Veränderungen Ihrer Energie bemerken, erkennen Sie die tiefere Bedeutung und versuchen Sie, sie umso bewusster zu spüren. Jedes Mal, wenn Sie Ihre spirituelle Energie anzapfen, inspiriert Sie das, Ihr Bestes zu geben. Unsere spirituelle Verbindung hilft uns, wahre Bedeutung und Sinn im Leben zu finden, lässt uns einen Blick auf das „große Bild" erhaschen und führt uns vor Augen, wer wir wirklich sind – ein göttliches Wesen, das lernt, Mensch zu sein! Wenn Sie sich inspiriert fühlen, spüren Sie spirituelle Energie.

Sie sind im Fluss und alles fügt sich auf wundersame Weise zum Guten.

Inspiration als Motivationshilfe

Hoch motivierte Menschen haben immer einen Vorteil, weil sie überaus positiv, dynamisch, konzentriert, flexibel und beharrlich sind und zudem über genügend praktische Begabung verfügen, um ihre Vision in die Realität umzusetzen. Doch sie besitzen noch etwas anderes: eine überschäumende magische Kraft, die sehr charismatisch wirkt.

Vor mehreren Jahren ließen mein Mann und ich uns in einem kleinen Fischerdorf in Cornwall nieder. Dort begegneten wir Tim Smit und seiner Familie. Sie waren gerade aus London hergezogen. Tim war in der Musikbranche tätig und hatte in seinem Haus ein Tonstudio eingerichtet. Wahre Inspiration fand er jedoch in der landschaftlichen Schönheit Cornwalls und er begann, dem Geheimnis der Lost Gardens of Heligan nachzuspüren. Noch während er seinen erstaunlichen Plan realisierte und die bezaubernden Heligan Gardens unter dem Beifall der Öffentlichkeit ihre Tore öffneten, widmete sich Tim bereits seiner nächsten inspirierten Idee. Heligan hatte sein Interesse an der Pflanzenwelt und ihrer Bedeutung für das Überleben unserer Spezies und für den Planeten Erde geweckt. Seine größere Leinwand wurde das Eden Project, das so genannte achte Weltwunder.

Ich kann Ihnen versichern, dass Tim ein echter Mann des Volkes ist, bodenständig und bei allen Gemeindeaktivitäten gern mit von der Partie. Ihm haftet absolut nichts von einem Spinner oder gar Mystiker an. Und doch scheinen seine Ideen von der Magie der Inspiration getragen zu sein, mit der Folge, dass alle, die mit ihm und in seinem Umfeld arbeiten, sich ebenfalls inspiriert und motiviert fühlen. Ich bin sicher, Tim würde mir zustimmen, dass er in einem spirituellen Sinn nach Cornwall *dirigiert* worden war, um seine wunderbare Mission zu erfüllen.

Man kann die Motivation mit dem Zuckerguss auf der Torte und die Inspiration mit der Garnierkirsche vergleichen. Jemand, der sich inspiriert fühlt, besitzt eine *Extraportion* Sinn und Klarheit. Diese Menschen sind mit ihrer Spiritualität verbunden, „im Fluss" und haben das Gefühl, auf den Pfad ihrer Bestimmung geleitet zu werden.

ÜBUNG:

Im Fluss sein

Wenn wir im Fluss sind, haben wir das Gefühl, zur richtigen Zeit am richtigen Ort zu sein und das zu tun, was unserer Bestimmung entspricht. Denken Sie an eine Zeit, als Sie dieses Gefühl hatten. Vielleicht befanden Sie sich in einer glücklichen Beziehung oder hatten gerade mit der Arbeit an einem neuen, spannenden Projekt begonnen.
Schließen Sie Ihre Augen und rufen Sie sich ins Gedächtnis, was genau Sie damals empfanden – Ihren Elan und Enthusiasmus, Ihre Motivation, Ihr „Kann-ich-Gefühl". Schlüpfen Sie in diese positiven und inspirierenden Gefühle wie in eine zweite Haut. Spüren Sie, wie Sie Ihr Bestes geben und Ihr Ziel erreichen. Ihre Augen bleiben geschlossen, während Sie sich nun in diesem positiven Zustand „sehen". Registrieren Sie, wie Sie aussahen, Ihre Körpersprache, Ihr Lächeln. Versetzen Sie sich erneut in diesen – Zustand, in dem alles möglich scheint. Machen Sie Ihre – Visualisierung so dreidimensional wie möglich. Je plastischer und lebendiger sie ist, umso größer ist ihr Effekt.
Wiederholen Sie diese Übung jedes Mal, wenn Sie sich erneut vor Augen rufen müssen, wie gut es das Leben mit Ihnen meinen kann. Je besser Sie sich vorstellen können, im Fluss zu sein, umso leichter fällt es Ihnen, diese Realität in Ihr Leben zu holen. Sie wissen ja: Positive Energie zieht positive Ereignisse an. Solange Sie sich im Fluss Ihrer Inspiration befinden, fügt sich alles andere von selbst. Üben Sie diese Visualisierung regelmäßig.

Inspirierende Vorbilder

In dem Zitat am Anfang dieses Kapitels heißt es: „Nur etwas so Fundamentales und Tiefes wie unser wahres Selbst macht uns wirklich und dauerhaft glücklich." Zum Glück besitzen Sie ungehinderten Zugang zu diesem wahren Selbst. Sie müssen nur wissen, wie Sie Ihr spirituelles Bewusstsein und Ihre Inspiration am besten anzapfen.

Wir sind Arbeitsbienen und das müssen wir auch sein, um all unsere Schäfchen im Trockenen zu halten. Doch – das betone ich immer wieder – unser Leben dreht sich nicht allein um das *Tun*, sondern vor allem und in erster Linie um das *Sein*. Merken Sie sich diesen Satz. Mit *Tun* sind unsere Aktivitäten in der Außenwelt gemeint, *Sein* beschreibt unser inneres, spirituelles Bewusstsein. Sie sind mit Ihrem wahren Selbst verbunden, wenn zwischen Ihrem Tun und Ihrem Sein Ausgewogenheit besteht. Die große Frage ist: Wie viel Tun tun Sie und wie viel Sein sind Sie?

Die Macher dieser Welt wissen, dass sorgfältig geplante Auszeiten ein unabdingbarer Bestandteil ihrer Produktivität sind. Denken Sie an Einstein, der seine Relativitätstheorie entdeckte, während er sich vorstellte, auf einem Lichtstrahl zu reiten. Auszeiten sind Momente, in denen Sie von dem Tun-Modus in den Sein-Modus schalten, und absolut unverzichtbar, um kreativ, glücklich und erfolgreich zu sein. Während Sie Ihr Bestes geben und Ihre Ziele verfolgen, vergessen Sie nicht, hin und wieder Ihr spirituelles Bewusstsein anzuzapfen. Lassen Sie sich inspirieren, Ihre Visionen in die Realität umzusetzen.

Sehen Sie sich die Leute an, die Sie am meisten bewundern. Vermutlich besitzen sie ein breites Spektrum an Begabungen, Talenten und Qualitäten. Sie sind nicht eindimensional, sondern werfen alles in die Waagschale, um ihr Leben reich und bedeutungsvoll zu machen. Das bedeutet auch, dass sie erkannt haben, wie wichtig es ist, spirituelles Bewusstsein und materielle Erwägungen in ein ausgewogenes Verhältnis zu bringen. Interessanterweise kultivieren viele Prominente der Film- und Musikbranche seit Langem ein spirituelles Interesse. Zum Beispiel Richard Gere (seit vielen Jahren Buddhist), Madonna und Geri Halliwell (beide praktizieren Ashtanga Yoga) und

Sting (dessen Interesse an Tantra-Yoga ein gefundenes Fressen für die Presse war) – sie alle sagen, ihr Leben sei durch ihre spirituelle Entwicklung balancierter und reicher geworden.

Warum nicht solch positiven und effektiven Vorbildern nacheifern, die zeigen, dass „kann tun" und „kann sein" einander nicht ausschließen müssen? Machen Sie das Mantra *kann tun, kann sein* zu einem Teil Ihres Alltags.

Die Bedeutung persönlicher Erfüllung

Von Anthony Robbins, dem Bestseller-Autor und bekannten Motivationsredner, stammt die folgende Beobachtung: „Ziele sind lediglich Mittel zum Zweck, nicht der ultimative Sinn unseres Lebens. Sie sind einfach ein Werkzeug, das uns hilft, unseren Fokus zu finden und uns in eine bestimmte Richtung zu bewegen. Der einzige Grund, warum wir überhaupt Ziele verfolgen, ist der, dass sie unser persönliches Wachstum unterstützen. Die bloße Verwirklichung eines Ziels wird uns langfristig niemals glücklich machen. Wie Ihre Persönlichkeit wächst, während Sie auf dem Weg zu Ihrem Ziel verschiedene Hindernisse überwinden – das ist es, was Ihnen tiefe und dauerhafte Erfüllung schenkt."

AUSZEIT:

Nutzen Sie diesen Moment für eine Auszeit.
Entspannen Sie sich, schließen Sie Ihre Augen und merken Sie, wie Ihre Atmung langsamer wird. Wählen Sie eine Qualität, von der Sie sich mehr wünschen – Liebe, spirituelles Bewusstsein, Kreativität, die Fähigkeit zu verzeihen ... was auch immer. Stellen Sie sich vor, diese Qualität würde in einer schönen Farbe erstrahlen. Sehen Sie sich, wie Sie nach und nach von dieser Farbe erfüllt werden, und fühlen Sie, wie die Kraft dieser Qualität Ihren Körper, Ihre Gedanken und Ihre Spiritualität durchströmt. Gestalten Sie diese Auszeit so lange, wie Sie möchten. Halten Sie an Ihrer Qualität fest, wenn Sie Ihre Augen öffnen und in den Raum zurückkehren.

Bei der Verfolgung Ihrer Ziele lernen Sie, Prüfungen zu bestehen und nach Rückschlägen schnell wieder auf die Füße zu kommen, und jedes Mal, wenn Ihnen das gelingt, werden Sie unerschütterlicher, selbstständiger und selbstbewusster. Auf dem Weg nach vorn und nach oben erwarten Sie immer Komplikationen und Schwierigkeiten – das müssen Sie akzeptieren und sich der Herausforderung stellen. Wären die Dinge immer einfach, müssten Sie Ihre Komfortzone nie weiterstecken und würden nie herausfinden, wie belastbar, flexibel und kreativ Sie sind. *Wie Sie persönlich wachsen können,* ist immer faszinierender als das Ziel, das Sie verfolgen.

Amandas Geschichte

Nachdem Amanda schon in der Schule sehr gut gewesen war, schloss sie ihr Studium mit einem erstklassigen Examen ab. Nach Studienende fing sie an, als Journalistin für eine Lokalzeitung zu arbeiten. Zu diesem Zeitpunkt war ihre Einstellung bereits von „kann tun" auf „muss tun" umgeschlagen, mit anderen Worten: Ihre Zielfixierung war zwanghaft geworden. Sie konsultierte mich, weil sie wenig später nach London umziehen wollte, wo sie eine Stelle bei einem renommierten Hochglanz-Modemagazin bekommen hatte. Das war die letzte Etappe ihres Langzeitplans, den sie ungefähr mit 14 zu schmieden begonnen hatte. Die folgenden zehn Jahre waren in einem Wirbelwind akademischer und beruflicher Erfolge und Highlights an ihr vorbeigerauscht, und obwohl der Job ihrer Träume auf sie wartete, fühlte sie sich miserabel. Warum bloß?

Ihr künftiger Job war fabelhaft – umso weniger verstand sie ihren plötzlichen Mangel an Energie und Enthusiasmus. Dass nun in greifbarer Nähe war, worauf sie all die Jahre hingearbeitet hatte, bedeutete das Ende ihrer Jagd und damit auch einen Verlust – so kam es ihr jedenfalls vor. Weil sie so sehr auf ihre Karriere fokussiert gewesen war, hatte Amanda so gut wie keine sozialen Kontakte. Während sie für die Lokalzeitung arbeitete, hatte sie bei ihren Eltern gewohnt. All das änderte sich nun mit einem Schlag.

Amanda realisierte, dass ihr Streben nach Erfolg zwanghaft geworden und es höchste Zeit war, dass sie sich entspannte und das bisher Erreichte zelebrierte, doch das fiel ihr unendlich schwer. Solange sie einem strukturierten Plan folgte, hatte sie das Gefühl, dass sie ihr Leben unter Kontrolle hatte. Sie fürchtete sich davor, sich zu entspannen und damit einen Teil dieser Kontrolle aufzugeben, obwohl sie wusste, dass sie genau das bitter nötig hatte. Sie beschloss, sich künftig stärker auf „Sein-Aktivitäten" zu konzentrieren, und fing mit Yoga und Meditation an. Sechs Monate nach ihrem Umzug nach London war Amanda ein heiterer und glücklicherer Mensch mit einem aktiven sozialen Leben. Wie sie sagte, fühlte sie sich mehr in Einklang mit sich selbst, „kompletter" und fand, dass ihr Leben endlich in die richtige Richtung ging.

Wenn Ihrem Leben die Inspiration abhanden gekommen ist, sollten Sie ein Gegengewicht zu Ihren nach außen gerichteten Aktivitäten schaffen, indem Sie öfter Dinge tun, die Ihr inneres Sein würdigen. Sie werden sich innerlich sehr viel besser fühlen.

30 Wege zu mehr Inspiration

1. Nehmen Sie regelmäßige Auszeiten. Halten Sie in Ihrem Tagesablauf häufiger für ein paar Sekunden inne.
2. Öffnen Sie Ihre Augen für die Schönheit, die Sie überall umgibt.
3. Sagen Sie einer von Ihnen geschätzten Person, wie Sie zu ihr stehen.
4. Ein Saunagang, Yoga, Tai Chi oder eine Runde Schwimmen – finden Sie eine Aktivität, die beruhigend auf Ihre Gedanken wirkt.
5. Wenn Sie eine Idee haben, die Sie inspiriert, realisieren Sie sie.
6. Spazieren Sie barfuß am Strand und atmen Sie die frische Meeresluft.
7. Beginnen Sie ein Gespräch mit einem Fremden.
8. Verzeihen Sie jemandem.
9. Gehen Sie vollkommen auf in einer Tätigkeit, die Sie lieben.
10. Kaufen Sie Blumen für Ihren Schreibtisch im Büro.

11. Basteln Sie eine Collage mit Ihren Lieblingsfotos.
12. Machen Sie es sich mit einem Roman auf dem Sofa gemütlich – eine Wohltat!
13. Wählen Sie eine längerfristige Perspektive. Richten Sie Ihren Blick weniger auf das, was Sie tun, als auf Ihr persönliches Wachstum.
14. Handeln Sie großherzig (ohne es an die große Glocke zu hängen).
15. Bringen Sie Ihre kreativen Energien zum Fließen, indem Sie etwas mit Ihren Händen schaffen – egal was.
16. Werden Sie sich Ihrer Ahnungen und Bauchgefühle bewusst. Wollen sie Ihnen etwas sagen?
17. Hören Sie Ihre Lieblingsmusik (und tun Sie dabei nichts anderes).
18. Wenn Sie in Zweifel sind, fragen Sie sich, was Ihr Herz sagt.
19. Machen Sie jemandem ein Geschenk.
20. Haben Sie Spaß in der Gesellschaft eines Kindes.
21. Schreiben Sie einer Person, die Sie lieben, einen Brief.
22. Tun Sie, als sei dies Ihr letzter Tag auf der Erde, und machen Sie das Beste aus ihm.
23. Unternehmen Sie einen Spaziergang.
24. Erinnern Sie sich an Ihre göttliche Natur.
25. Tanzen Sie zu lauter Musik im Haus herum.
26. Machen Sie einen Ausflug in den Park oder aufs Land.
27. Tun Sie etwas, das Sie noch nie getan haben.
28. Lächeln Sie und genießen Sie jede Sekunde Ihres Tages.
29. Stellen Sie sich vor, dass Ihr Herz vor Liebe überläuft (tut es auch!).
30. Verzeihen Sie sich selbst.

Orgasmen und Ziele können Spaß machen, aber …

In ihrem großartigen Buch *Nimm Dir Zeit für Dich selbst – Tägliche Meditationen für Frauen, die zu viel arbeiten* schreibt Anne Wilson Schaef: „Orgasmen und Ziele können Spaß machen, aber nicht dann, wenn dadurch alles andere, was ihnen vorangeht, zunichte gemacht wird." (Meditationstext für den 4. Juni.)

Sprechen wir zuerst über Frauen, die zu viel tun. Sind Sie eine davon? Falls ja, willkommen im Club – Sie sind weiß Gott nicht allein. Wir alle strampeln uns den lieben langen Tag ab, um mit unserem eigenen Tempo mitzuhalten, und der Gedanke an Entspannung ist meist eine schöne Fantasie, der wir eines schönen Tages, aber nicht heute, frönen werden – uns fehlt einfach die Zeit. Ich weiß, ich weiß, Sie werden sich entspannen, aber erst *später* – im Urlaub, wenn endlich alles erledigt ist, wenn Sie pensioniert sind, im Himmel ... Wenn Sie sich erst später eine Atempause erlauben können, wie sieht dann Ihre Gegenwart aus? Wie viele Bälle jonglieren Sie gleichzeitig? Was ist das Schlimmste, was passieren kann, wenn einer davon zu Boden fällt? Tatsache ist: Wenn Sie Ihre Entspannungsphasen nicht fest einplanen, werden Sie vermutlich nie welche haben! Nicht vergessen: Die besten Chancen, Ihr eigener Life Coach zu werden, haben Sie, wenn Sie ruhig und entspannt vorgehen. Somit verfügen Sie über eine Entschuldigung zum Entspannen, sollten Sie eine brauchen!

Sprechen wir zweitens über Orgasmen und Ziele. Für Frauen ist das sexuelle Vorspiel nicht lediglich Mittel zum Zweck. Wir finden, dass Intimität, Worte und Berührungen keiner Legitimation bedürfen, sondern genügend Bedeutung für sich allein besitzen. In ähnlicher Weise sollten wir uns im Streben nach unseren Zielen vor Augen führen, dass der Weg, auf dem wir diese Ziele erreichen, genauso wichtig ist wie das Ziel selbst. Ziele kommen und gehen, aber um tiefe Befriedigung und wahre Bedeutung im Leben zu erfahren, müssen Sie zwischen dem spirituellen Bewusstsein des einzelnen Moments und Ihren materiellen Wünschen für die Zukunft ein ausgewogenes Verhältnis schaffen. Mit anderen Worten: Erklimmen Sie die Spitze des Berges, aber ignorieren Sie nicht die wundervollen Pflanzen, Felsen und Menschen, denen Sie unterwegs begegnen. Genießen Sie Vorspiel *und* Orgasmus.

Hören Sie auf Ihre innere Stimme

Möglicherweise wehrt sich Ihre Ratio gegen die Vorstellung, dass Ihre Instinkte oder Vorahnungen nützliche Informationen beinhalten. Dabei kann unsere innere Stimme uns zu einer neuen Dimension des Verständnisses bestimmter Situationen verhelfen. Denken Sie an einen Zeitpunkt zurück, als Sie „wussten“ oder spürten, dass etwas passieren würde – und es dann wirklich passierte! Wie reagierten Sie? Wiegelten Sie ab, redeten Sie sich einen „reinen Zufall“ ein oder waren Sie sich bewusst, dass Ihre Intuition zu Ihnen gesprochen hatte? Wir empfinden unsere spirituelle Energie, als würden wir einer weisen Stimme tief in unserem Innern lauschen. Täuschen Sie sich nicht: Ihre Intuition ist ein reales und fantastisches Geschenk. Nutzen Sie es! Je mehr Sie sich auf dieses instinktive Wissen einlassen, umso mehr Macht entfaltet es! Falls jemand auf die Idee kommt, solche Reaktionen als „rein emotional“ zu kritisieren, können Sie entgegenhalten, dass sie genau daraus ihre besondere Macht beziehen. Vorahnungen, Instinkte und Reaktionen „aus dem Bauch“ sind kostbare Quellen spiritueller und emotionaler Informationen – weder vorhersehbar noch vernünftig, weil sie über das, was Logik und Rationalität bieten können, weit hinausgehen.

Sie benutzen Ihre Instinkte jeden Tag, oft ohne es zu merken. Kommt Ihr Partner müde nach Hause, spüren Sie, dass dies der falsche Moment wäre, ihn zu bitten, das Küchenregal zu reparieren. Wenn Ihre Chefin schlecht gelaunt ist, verschieben Sie Ihre Urlaubsbitte um einen Tag. Ich weiß, das alles sind Dinge, die der gesunde Menschenverstand diktiert, doch Ihre innere Stimme ist nichts anderes als eine Weiterführung Ihres Alltagsbewusstseins auf tieferer Ebene.

Ihre innere Stimme tut, was immer nötig ist, um Ihre Aufmerksamkeit zu erhaschen. Sie kann sich als Gedanke äußern, der hartnäckig immer wieder auftaucht, bis Sie ihn nicht länger ignorieren können, oder als Gefühl in Ihrer Magengrube (daher der Ausdruck „Bauchgefühl“). Oder aber erstaunliche, unerklärbare Zufälle passieren, von denen Sie einfach Notiz nehmen *müssen*. Denken Sie in die Vergangenheit zurück: Wann hat sich Ihre innere Stimme massiv zu Wort gemeldet?

Neuen wissenschaftlichen Untersuchungen zufolge sind Bauchgefühle ebenso eine körperliche wie eine emotionale Reaktion. In der Magengrube sitzt ein Geflecht von Nervensträngen, die auf emotionale Situationen reagieren und unsere unbewussten Entscheidungen beeinflussen können. Das ist der Grund, warum wir später oft realisieren, dass unsere Entscheidungen auf etwas basierten, das wir unterbewusst die ganze Zeit gewusst haben.

Die Geschichte von Sue und Rob

Sue und Rob wollten unbedingt raus aus der Stadt und raus aus ihren stressigen Jobs. Weil sie es sich nicht leisten konnten, schlechter bezahlte Jobs außerhalb Londons anzunehmen, wollten sie in ein bezauberndes Haus in Surrey ziehen und von dort aus zur Arbeit pendeln.

Sie waren im letzten Stadium des Verhandelns, als Sue den Makler eines Morgens fragte, ob in den letzten Tagen neue Objekte auf den Markt gekommen seien. Rob war überrascht, denn sie hatten sich bereits auf das Haus in Surrey geeinigt. Doch Sue meinte, sie hätte ein starkes Gefühl, dass etwas anderes aufgetaucht sei, in das sie sich verlieben würden. Sie überredete den Makler, sein Büro anzurufen und die jüngsten Objekte abzurufen. Und tatsächlich: Ein interessantes neues Objekt – ein Haus mit Atelier und angeschlossenem Café – war vor einer Stunde auf den Markt gekommen.

Sue wollte es unbedingt sehen. Rob verstand nicht warum, denn das Haus entsprach nicht dem, was ihnen vorschwebte. Doch Sue blieb hartnäckig und sie fuhren. Das Haus befand sich in idyllischer Lage in einem kleinen Dorf mit gutem Tourismus. Weder Sue noch Rob hatten je erwogen, ein eigenes Geschäft zu haben, doch als sie das Haus sahen, war auch Rob hingerissen. Neun Monate später waren sie drin und wie sie sagen, war das die beste Entscheidung ihres Lebens.

Sue behauptet, „gespürt zu haben", dass sie und Rob eine einmalige Chance erwartete, dass an diesem speziellen Morgen etwas auf den Markt käme, das für sie bestimmt war. Sue besitzt ein ausgeprägtes spirituelles Bewusstsein und verlässt sich auf ihre Vorahnungen und Bauchgefühle. Wenn sie glaubt, etwas zu „wissen", folgt sie im Zweifelsfall immer ihrem Instinkt. Folglich hat sie die faszinierende Fähigkeit entwickelt, sich mit dem universellen – Energiefluss zu verbinden, wie diese Geschichte eindeutig dokumentiert.

Freilich erschließt sich uns eine solche Bewusstseinsstufe nicht auf Anhieb, aber wir können sie nach und nach entwickeln. Erkennen Sie die unterschiedlichen Arten, wie Ihre innere Stimme zu Ihnen spricht. Fangen Sie an, auf Ihre Intuition zu hören. Je mehr Sie das tun, umso klarer wird sie. Beginnen Sie langsam, indem Sie Ihrem Instinkt in kleinen Dingen (ein Telefonat jetzt führen, ein bestimmtes Buch lesen ...) folgen. Je mehr positive Resultate sich einstellen, umso mehr wächst Ihr Vertrauen in – Ihre innere Stimme. Und wenn Sie das nächste Mal vor einer wichtigen Entscheidung stehen, betrachten Sie sie nicht allein aus logischer Warte. Denken Sie sie rational durch – und dann *fühlen* Sie sie durch. Stellen Sie sich folgende Fragen:

- „Was sagen meine Instinkte?"
- „Was fühle ich auf physischer Ebene?"
- „Was schenkt mir die größte persönliche Erfüllung?"
- „Was rät mir mein Herz?"
- „Was wäre die spannendste und verlockendste Lösung?"

Menschen, die ihre Rationalität und ihre Instinkte sorgfältig abwägen, treffen wohlüberlegte und zugleich inspirierte Entscheidungen. Wenn Sie Fokus, Motivation und Inspiration besitzen, liegt Ihnen die Welt zu Füßen! Seien Sie inspiriert.

AUSZEIT

FÜNF-MINUTEN-ENTSPANNUNG

Sitzen Sie bequem, schließen Sie Ihre Augen und lenken Sie Ihr Bewusstsein auf Ihre Atmung. Von den zahlreichen Gedanken, die auftauchen, nehmen Sie einfach nur Notiz und lassen sie dann los. Hängen Sie ihnen nicht nach. Sie kommen und gehen – unser Denken steht niemals still.

Stattdessen lenken Sie Ihre Aufmerksamkeit auf Ihre Atmung zurück. Folgen Sie Ihrer Ein- und Ausatmung: ein und aus, ein und aus ... Während Sie das tun, fangen Sie an, sich Ihres Körpers bewusst zu werden.

Stellen Sie sich vor, dass sich Ihr gesamter Körper entspannt. Beginnen Sie bei Ihren Zehen. Fühlen Sie, wie eine Welle der Entspannung von Ihren Füßen in Ihre Waden und Oberschenkel fließt. Sie spüren, wie Ihre Beine schwerer werden. Lassen Sie das ruhige und entspannte Gefühl in Ihren Bauch und unteren Rücken wandern. Spüren Sie, wie die Welle friedlicher Energie in Brust, oberen Rücken und die Schultern schwappt. Lassen Sie Ihre Schultern los. Spüren Sie, wie Ihr Körper schwer, warm, entspannt und friedlich wird.

Fühlen Sie nun, wie alle Anspannung aus Händen, Armen, Nacken und Gesicht weicht. Ihre Gesichtszüge werden sanft, Kiefer und Augenlider schwer und entspannt.

Sie fühlen sich jetzt vollkommen entspannt. Ein Wohlgefühl hat von Ihnen Besitz ergriffen. Ein wunderbares Gefühl des Friedens und der Gelassenheit hüllt Sie ein. Genießen Sie!

Wenn Sie bereit sind, kehren Sie langsam in den Raum zurück.

Praktizieren Sie diese Entspannungsübung, wann immer Ihnen Stress und Hektik des Alltags über den Kopf zu wachsen drohen und Sie eine Auszeit benötigen.

Schritt 6: Handeln Sie – jetzt!

Was immer du zu tun
oder zu träumen vermagst,
wag dich nur frisch daran –
Kühnheit trägt Genie, Kraft
und Magie in sich.

JOHANN WOLFGANG VON GOETHE

Sie haben dieses Buch gekauft, weil Sie wissen, dass das Glück auf der Seite der Mutigen ist. Mit anderen Worten: Sie sind sich bewusst, dass Sie immer nur das herausbekommen, was Sie in eine Sache hineinstecken, und dass Sie, wenn Sie Ihr Leben in die Hand nehmen wollen, auch für die Verantwortung bereit sein müssen, die dies mit sich bringt.

Die Nörgler und Lamentierer dieser Welt verstricken sich in eine hübsche kleine sich selbst erfüllende Prophezeiung, die so funktioniert: Sie beharren auf ihrer Auffassung, dass sie immer Opfer waren, alles schiefläuft in ihrem Leben und sie zu Verlierern geboren sind. Folglich reden sie sich ein, jede Anstrengung, etwas an ihrer Situation zu ändern, sei zwecklos und überflüssig. Opfer haben Angst vor dem Leben und geben ihre Macht an andere ab. Das bedeutet, dass sie niemals ein Risiko eingehen, Hindernisse überwinden oder eine Entscheidung fällen und zu ihr stehen müssen. Wir alle haben uns zu irgendeinem Zeitpunkt im Leben so verhalten, meist dann, wenn uns Selbstzweifel plagten. Es ist immer leicht, jemanden oder etwas zu finden, dem man die Schuld zuweisen oder worüber man sich beschweren kann. Prompt hat man eine Entschuldigung, sich eine Weile in Inaktivität zu flüchten – „Alles ist so schrecklich, ich bin machtlos, es ist ganz allein ihr Fehler, ich Arme". Natürlich bringt uns dieser Ansatz dem Leben unserer Träume keinen Deut näher – im Gegenteil.

Was es bedeutet, Opfer zu sein, erkannte und verstand ich zum ersten Mal mit Anfang 30. In Glastonbury besuchte ich das Seminar einer Schamanin namens Maggie Chalmers. Damals entwickelte sich mein Interesse an alternativen Heilmethoden und Lebensformen und ich wurde von der mystischen Energie Glastonburys angezogen wie von einem Magneten. Meine „Heilung“ passierte unterdessen auf sehr gewöhnliche Weise – wie bei großen Veränderungen oft üblich. Sue, eine der Seminarteilnehmerinnen, hatte mir gegenüber etwas Kritisches geäußert und ich reagierte, indem ich zu ihr sagte, sie hätte mich nie gemocht und von Anfang an schlecht behandelt. Das stimmte vermutlich sogar, aber entscheidend war, was sie erwiderte: „Ach, du Arme! Immer das Opfer spielen, nicht wahr?“ Da machte es bei mir klick! Ich erinnere mich nicht, was als Nächstes passierte, aber diesen Moment habe ich nie vergessen. In den nächsten Monaten achtete ich darauf, wann ich in die Opferrolle schlüpfte. Es war, als hätte man mir ein schwarzes Tuch von den Augen genommen und ich sähe zum ersten Mal wirklich klar! Angenehm war das nicht, aber ich lernte eine überaus wichtige Lektion über mich selbst. Ich ging der Frage nach, wie man aufhören kann, ein Opfer zu sein. Das veranlasste mich, mein erstes Buch zu schreiben. Danke, Sue, für die Herausforderung! Du hattest absolut recht.

Jedes Mal, wenn Sie den Drang einer Schuldzuweisung verspüren, halten Sie inne und denken Sie nach. Wir alle tappen manchmal in diese Falle, speziell, wenn uns alles zu viel wird. Erkennen Sie dieses Muster und stoppen Sie es! Vergessen Sie nicht: Jedes Mal, wenn Sie etwas oder jemandem die Schuld zuweisen, geben Sie ein Stück Ihrer Macht weg. Wenn „alles allein ihr Fehler“ ist oder „nichts glattläuft“ in Ihrem Leben, bleibt Ihnen nichts anderes übrig, als passiv abzuwarten, dass die Situation oder die Person sich ändert! Erobern Sie Ihre Macht zurück. Sie können jeden Aspekt Ihres Lebens ändern. Sie können auch entscheiden, nicht länger Opfer zu sein. Heben Sie sich aus der Masse heraus, indem Sie sich bestimmt und selbstbewusst gegen andere behaupten.

ÜBUNG:

Wie bestimmt und selbstbewusst treten Sie auf?

Gehen Sie die Fragen durch und wählen Sie Antwort A oder B.

1. Ein Verwandter ruft an, als Sie es unglaublich eilig und keine Lust haben, mit ihm zu sprechen.
   A: Sie sprechen mit ihm, fühlen sich aber in die Enge gedrängt und unter Druck gesetzt.
   B: Sie erklären, dass Sie im Moment nicht sprechen können, ihn aber bald zurückrufen werden.
2. Sie sind zu einem privaten Essen eingeladen. Nach der Hälfte der Mahlzeit fühlen Sie sich satt.
   A: Sie essen weiter, um den Gastgebern einen Gefallen zu tun, obwohl es Ihnen dabei nicht gut geht.
   B: Sie hören auf zu essen und erklären, dass es zwar köstlich geschmeckt hat, Sie aber nicht mehr können.
3. Sie erzählen Ihrem Hausarzt von einer harmlosen Beschwerde. Er verschreibt Ihnen daraufhin ein ziemlich starkes Medikament.
   A: Sie nehmen die Pillen.
   B: Sie fragen, wogegen die Tabletten sind, was genau sie enthalten, ob sie Nebenwirkungen haben. Wenn seine Antworten Sie nicht zufriedenstellen, nehmen Sie die Pillen nicht und/oder holen eine zweite Meinung ein.
4. Ihr Partner lässt seine Sachen überall liegen.
   A: Sie räumen Sie ihm hinterher.
   B: Sie sagen ihm deutlich, dass er ordentlicher werden muss und Sie nicht seine Mutter sind!
5. Ein aufdringlicher Vertreter ruft um 19 Uhr an, gerade als Sie sich zum Abendessen hinsetzen wollen.
   A: Sie hören sich sein Verkaufsgeschwätz an, während Ihr Essen kalt wird.
   B: Sie erklären ihm, dass Sie kein Interesse haben, und legen auf.

6. Sie haben soeben zu rauchen aufgehört. Ein Freund versucht Sie zu einer Zigarette um der alten Zeiten willen zu überreden.
   A: Sie können nicht Nein sagen und nehmen eine.
   B: Sie lehnen ab und gehen, sobald Sie sich zu sehr in Versuchung geführt fühlen.
7. Sie sind zu einer Party eingeladen. Sie mögen die Gastgeber nicht und fühlen sich gezwungen, ein Geschenk zu kaufen, selbst wenn Sie nicht hingehen.
   A: Widerwillig kaufen Sie ein Geschenk.
   B: Sie entschuldigen sich höflich für Ihr Fernbleiben und kaufen kein Geschenk.
8. Sie finden eine Rechnung Ihres Anwalts zu hoch.
   A: Sie zahlen die Rechnung, um eine Szene zu vermeiden.
   B: Sie zahlen nicht und fordern eine Erklärung.
9. Sie haben sich zu viel Arbeit aufgehalst und schaffen nicht alles, was Sie versprochen haben.
   A: Sie werden nervös, reizbar und ärgerlich und versuchen, von allem ein bisschen zu tun, was zur Folge hat, dass Sie nichts richtig machen.
   B: Sie delegieren und finden etwas Zeit, um sich zu entspannen.
10. Sie waren auf einer Party. Ihr Partner hat zu viel getrunken, besteht aber darauf, zu fahren.
   A: Sie geben nach und machen sich während der Fahrt große Sorgen.
   B: Sie bestehen darauf, selbst zu fahren oder ein Taxi zu rufen.
11. Sie haben einen teuren Designermantel gekauft, der Ihrem Freund nicht gefällt.
   A: Sie tragen ihn daraufhin nicht mehr.
   B: Ihnen gefällt der Mantel und deshalb werden Sie ihn weiter tragen.
12. Sie versuchen ernsthaft abzunehmen. Freunde, mit denen Sie unterwegs sind, wollen Sie überreden, mit ihnen zum Chinesen zu gehen.
   A: Sie kommen sich albern vor wegen Ihrer Diät und gehen mit.
   B: Sie erklären, nicht von Ihrer Diät abweichen zu wollen, und gehen nach Hause, wenn die Sache zu kompliziert wird.

13. Ihr Chef bittet Sie, länger im Büro zu bleiben. Sie haben aber bereits eine Verabredung für den Abend.
    A: Sie sagen Ihre Verabredung ab und bleiben.
    B: Sie erklären Ihrem Chef, dass Sie eine Verabredung haben, die Sie nicht absagen wollen. Grundsätzlich hätten Sie nichts dagegen, länger zu arbeiten, möchten aber frühzeitig „gewarnt" werden.
14. Beim Eintreffen im Restaurant sehen Sie, dass der Tisch, den Sie reserviert haben, sich am Gang zur Toilette befindet.
    A: Sie schlucken Ihre Enttäuschung hinunter und machen das Beste aus der Situation.
    B: Sie bitten um einen anderen Tisch. Notfalls verlassen Sie das Restaurant und gehen woandershin.
15. Sie beschließen spontan auszugehen, weil Sie dringend Abwechslung brauchen. Eine Freundin ruft an und fragt, ob Sie Zeit zum Babysitten haben.
    A: Sie werfen Ihre Pläne über Bord, weil es zu schwierig ist, Nein zu sagen.
    B: Sie sagen ihr, es täte Ihnen leid, aber Sie hätten geplant auszugehen.

(Die ersten fünf Fragen wurden meinem Buch *The Self-Esteem Workbook* [vgl. Literaturverzeichnis] entnommen.)

Geben Sie sich für jede A-Antwort einen Punkt, für jede B-Antwort zwei Punkte.

15–19 Punkte:
Sie finden es schwierig, sich zu behaupten, und stellen die Bedürfnisse anderer in der Regel vor Ihre eigenen. Das kann dazu führen, dass Sie sich oft ärgerlich und ausgenutzt fühlen und Ihnen ab und zu – scheinbar aus heiterem Himmel – die Hutschnur platzt. Sie treten passiv statt bestimmt auf und haben vermutlich Probleme, Ihre wahren Gefühle auszudrücken. Es fällt Ihnen häufig schwer, klare Entscheidungen zu treffen, und Sie finden es extrem schwierig, anderen etwas abzuschlagen.

20–24 Punkte:
Sie wissen, wie man bestimmt auftritt, aber manchmal bringen Sie es einfach nicht über sich, Ihre eigenen Bedürfnisse an die erste Stelle zu setzen. Obwohl Sie sich über Ihr zeitweiliges passives Verhalten im Klaren sind, tappen Sie mitunter in die Falle und machen sich zu viele Gedanken über das, was andere Leute denken. Sie wären gern öfter in der Lage zu sagen, was Sie wirklich denken und fühlen.

25–30 Punkte:
Sie sind eine selbstbewusste und bestimmte Person – und das wissen Sie auch! Sie haben eine Reihe von Strategien entwickelt, wie man in verschiedenen Situationen Verantwortung zeigt, und Nein zu sagen ist für Sie nicht mit Schuldgefühlen verbunden. Ihre hohe Punktzahl ist ein Spiegel Ihres Selbstbewusstseins und Ihrer Selbstachtung. Herzlichen Glückwunsch: Sie heben sich wirklich aus der Masse heraus!

Geben und Nehmen

Wie haben Sie abgeschnitten? Wenn Sie ab und zu einem „Fähnchen im Wind“ gleichen, ist das nicht weiter tragisch. Wir alle mögen es, gemocht zu werden, was leicht ein Opferverhalten zur Folge haben kann. Vielleicht fällt es Ihnen leicht, im Beruf entschieden und souverän aufzutreten, während Sie sich in Beziehungen zum Fußabstreifer degradieren lassen. Kann sein, dass Sie in vertrauten Situationen selbstbewusst handeln, aber neuen Herausforderungen gegenüber hoffnungslos verloren sind. Und wo liegt die Grenze zwischen entgegenkommend und hilfsbereit sein und kein Rückgrat besitzen? Wenn Sie ein Rendezvous sausen lassen, um einem Freund zu helfen, sind Sie dann ein prima Kumpel oder ein Opfer, das nicht Nein sagen kann? Das ist mitunter schwer zu entscheiden. Denken Sie an eine Situation, als Sie die Bedürfnisse einer anderen Person vor Ihre eigenen stellten und das in Ordnung fanden. Und dann denken Sie an eine Situation, als Sie Ihre Pläne wegen einer anderen Person auf Eis legten und sich hinterher ärgerlich und voller Groll fühlten. Orientieren Sie sich daran, wie Sie sich fühlen, um den Unterschied zwischen Hilfsbereitschaft und Opferrolle zu erkennen.

Wenn Sie handeln, wie Sie handeln, weil Sie sich ängstlich/ärgerlich/eingeschüchtert/hilflos/irritiert (oder sonstwie negativ) fühlen, handeln Sie wie ein Opfer. Opfer gewinnen nie erste Preise – tatsächlich gewinnen sie überhaupt nie. Eine Life-Coaching-Maxime lautet: Sie müssen unbedingt bestimmt und entschlossen handeln, um die Veränderungen herbeizuführen, die Sie sich wünschen. Wie können Sie Ihre Ziele mit hundertprozentigem Glauben an sich selbst verfolgen, wenn Sie die ganze Zeit über versuchen, alle Menschen um Sie herum glücklich zu machen?

Ihr Bestes zu geben heißt genau das. Es heißt nicht, sich unter Wert verkaufen oder etwas zu tun, das Sie in Wirklichkeit nicht tun wollen, oder Ihr ganzes Leben um die Bedürfnisse anderer herum aufzubauen. Gewiss leben und arbeiten Sie mit anderen Menschen zusammen, was Kompromisse unumgänglich macht. Im Leben dreht sich alles um Geben und Nehmen – passen Sie einfach auf, dass Sie nicht ständig nur geben!

TIPP:

Wenn Sie Nein sagen wollen und Mühe haben, es rauszubringen, halten Sie kurz inne und schenken Sie Ihrem Gegenüber ein breites Lächeln. Schon sind Sie beide lockerer – die Atmosphäre entspannt sich.

- Ja, Sie können ein guter Freund sein und trotzdem Nein sagen.
- Sie können ein guter Mitarbeiter sein und Nein sagen.
- Sie können eine gute Partnerschaft haben und Nein sagen.
- Sie können gute Eltern sein und Nein sagen.

Fassen Sie sich ein Herz und sagen Sie einfach Nein, wenn Sie es müssen. Sollte Ihr Gegenüber das nicht akzeptieren können, fragen Sie sich, warum er oder sie nicht auf Ihre Bedürfnisse eingeht.

Nein zu sagen ist kein Kunststück! Und Übung macht immer noch den Meister.

Meine Geschichte

Ich bin ehrlich mit Ihnen, weil es meiner Meinung nach wichtig ist zu wissen, dass jeder irgendwann im Leben mit negativen Verhaltensmustern kämpft. Niemand ist hundertprozentig positiv – uns alle plagen Selbstzweifel und wir müssen die Umwandlung negativer Energien lernen, wenn wir das Beste aus uns herausholen und ein erfolgreiches, erfülltes Leben führen wollen.

Meine Karriere als Autorin von Selbsthilfebüchern, Therapeutin und Life Coach begann an jenem Tag, als ich auf dem Seminar in Glastonbury mit meinem Selbstmitleid konfrontiert wurde. Obwohl meine Karten von Anfang an gut gemischt waren – ich hatte verständnisvolle Eltern, die mich unterstützten, viele Freunde, studierte an der Universität –, hatte ich wenig Selbstbewusstsein und zog die falschen Männer an.

Als ich meinen ersten Mann heiratete und kurz nacheinander zwei Kinder bekam, verfiel ich bald in die resignierte, wehleidige Rolle einer Hausfrau und Mutter. Natürlich ist es eine Herausforderung, wenn man jung Mutter wird, und die Bedürfnisse der Kinder stehen an erster Stelle, aber ich war extrem. Ich verlor jede Verbindung mit mir und meinen Bedürfnissen, die Kenntnis meiner eigenen Wünsche und wie ich sie verfolgen könnte. Von einem positiven Menschen verwandelte ich mich in eine verlorene Seele, die vergessen hatte, wie man sich behauptet. Sosehr ich meine Mutterrolle und die Identität, die ich aus ihr bezog, liebte, war das doch bei weitem nicht ausreichend. Mein Mann hatte seine eigene Firma und war viel unterwegs und ich saß „eingesperrt" zu Hause und war frustriert. Unsere Ehe scheiterte und ich zog mit den Kindern aus.

Wenn man sein Leben in den Griff bekommen muss, tut man das auch. Meine Lebensgeister kehrten zurück und ich riss das Ruder herum. Ich entdeckte viele der in diesem Buch vorgestellten Techniken und wendete sie an. Glauben Sie mir, sie funktionieren wirklich! Nachdem ich mein Verhalten in Beziehungen geändert hatte, traf und heiratete ich einen wundervollen Mann und wurde noch einmal Mutter. Mein Drang, mich zu ändern, führte zu einer faszinierenden Auseinandersetzung mit Selbsthilfetechniken, die ich zum Aufbau meiner beruflichen Karriere nutzte.

Ich würde nie Strategien empfehlen, die ich nicht selbst ausprobiert und effizient gefunden habe. Und wenn sie für mich funktionierten, tun sie das gewiss auch für Sie! Nutzen Sie die sieben Schritte in diesem Buch, machen Sie die Übungen, testen Sie die Strategien. Seien Sie sich bewusst, dass Sie nicht immer alles – perfekt hinbekommen werden, aber stets Ihr Bestes geben. Falls Schuldzuweisungen und Selbstmitleid in Ihnen zu gären be ginnen, erinnern Sie sich daran, dass Sie – und niemand sonst! – *Ihr Schicksal kontrollieren.* Sobald Sie die Verantwortung für Ihr Leben übernehmen, werden Sie alles erreichen, was Sie sich vornehmen.

Jedes Mal, wenn Sie Ihr Opferverhalten herausfordern, kommen Sie Ihrem wahren Selbst ein Stück näher. Unser wahres Selbst weiß, wer wir sind und was wir wollen (und nicht wollen). Es hat keine Angst, für seine Rechte einzutreten und seine Bedürfnisse mit Würde und Stil kundzutun. Sie verdienen nur das Beste, sind entschlossen und fokussiert. Also, lächeln Sie, strecken Sie Ihre Hand aus und ergreifen Sie Besitz von Ihrer eigenen Macht – jetzt!

Surfen lernen

Ein wunderbares Poster zeigt den über 70-jährigen Yogi Swami Satchitananda mit langem weißen Bart und fließendem Gewand auf einem Surfbrett vor der Küste Hawaiis. Dazu die Zeile: „Die Wellen stoppen kann man nicht, aber man kann surfen lernen!“ Was für ein herrliches Bild!

Tatsache ist, dass Stress zum Leben gehört. Jemand oder etwas stellt uns immer auf die Probe, aber das heißt nicht, dass wir jedes Mal untergehen und Opfer der Umstände und des Verhaltens der Menschen um uns herum werden müssen. Sie können die Höhen und Tiefen ausgleichen, indem Sie ehrlich sich selbst gegenüber sind und in Ihrer Perspektive und Ihrem Handeln positiv bleiben. Warum sollten Sie zulassen, dass die Wellen Sie in die Tiefe ziehen, wenn Sie leicht und souverän auf ihnen reiten können? Um fokussiert zu bleiben und Ihre Ziele konsequent – also unabhängig von Ablenkungen und Hindernissen – zu verfolgen, müssen Sie jeden Tag bestimmte Maßnahmen zu Ihrer Verwirklichung ergreifen. Machen Sie die positive Aktion zu Ihrer täglichen Gewohnheit – dann bleibt Ihr Blick auf das Ziel geheftet und Ihr Schritt nach vorn gerichtet, egal, was das Leben Ihnen an Steinen in den Weg legt. Wiederholen Sie die folgenden positiven Affirmationen. Sie geben Ihnen die Energie und den richtigen Schwung, um auf den Wellen zu reiten und auch bei turbulentestem Seegang nicht von Ihrem Surfbrett zu fallen.

- „Ich verdiene das Beste vom Leben."
- „Ich komme meinen Zielen jeden Tag ein Stück näher."
- „Ich weiß, wie ich das bekomme, was ich mir wünsche."
- „Ich habe Vertrauen zu mir."
- „Ich bin ein Sieger."
- „Das Universum unterstützt mich in allem, was ich tue."
- „Nichts kann mir zustoßen."
- „Ich erschaffe mein eigenes Leben."

Engagement zeigen

Ihr Ruf eilt Ihnen voraus. Wenn Sie als tatkräftiger Macher bekannt sind, nehmen andere Sie und Ihre Pläne grundsätzlich erns ter. Zumindest ernster als bei jemandem, der vor lauter Zögern, Zaudern und Abwarten selten etwas schafft. Die zentrale Devise positiven und bestimmten Handelns lautet: Um Ihr Ziel zu erreichen, müssen Sie engagiert und bereit sein, Entscheidungen zu treffen, die letztlich zu Ihrem Erfolg führen. Es gibt immer zwei Möglichkeiten:

1) KEIN ENGAGEMENT = KEIN RISIKO = KEINE ENTSCHEIDUNG = KEIN PLAN = KEIN ZIEL
2) ENGAGEMENT = RISIKOBEREITSCHAFT = ENTSCHEIDUNG = PLAN = ZIEL

AUSZEIT:

Entspannen Sie sich und stellen Sie sich das Meer vor der Küste Hawaiis vor. Die Sonne brennt, der Himmel ist blitzblau, der Strand glänzt silbrig. Sie sind im Wasser und reiten auf Ihrem Surfbrett. Die kühle Gischt erfrischt Ihren Körper, während Sie surfen – alles fühlt sich leicht und entspannt an. Wie viel Spaß das Leben doch macht!
Rufen Sie dieses Gefühl in allen Situationen Ihres Lebens wach, in denen Sie „unterzugehen" drohen. Visualisieren Sie, wie Sie leicht und entspannt auf den schwierigsten Wogen Ihres Lebens surfen. Sehen Sie, wie leicht es ist, oben zu bleiben, und genießen Sie das Gefühl, auf Ihrem Surfbrett zu balancieren, mühelos und voller Anmut durch das Wasser zu gleiten.
Besinnen Sie sich auf dieses Bild, wann immer der Ozean des Lebens stürmisch wird. Seien Sie sich bewusst, dass Sie ein großartiger Surfer sind und immer obenauf bleiben können.

Die erste Möglichkeit ist eine Entscheidung gegen ein Engagement. Das ist in Ordnung, solange Sie sich bewusst sind, diese Entscheidung gefällt zu haben. Treffen Sie sie unbewusst, verleitet Sie das vielleicht zu dem Fehlglauben, Opfer der Umstände zu sein – nie läuft es bei Ihnen, wie es soll; Sie sind ein geborener Verlierer etc. In Situationen, in denen Sie sich verwirrt und ohnmächtig fühlen, sollten Sie daher überprüfen, ob Sie eventuell die erste Möglichkeit gewählt haben.

Hier liegt der Unterschied zwischen Leuten, die „nicht können", und solchen, die sehr wohl können. Wer negativ denkt, verschenkt wertvolle Optionen, weil er oder sie sich nicht zutraut, diese Möglichkeiten konsequent nutzen zu können. Wer positiv denkt, setzt seine Pläne grundsätzlich entschlossen durch, unabhängig davon, wie schwierig die Umstände sind.

Als ich in Cornwall als Karriereberaterin arbeitete, hatte ich zwei Klienten, die sich beide um dieselbe Stelle bemühten. John hatte gerade sein Studium beendet und noch keine Berufserfahrung. Er war klug, eloquent und gut aussehend. Emily hatte ihr Abitur versiebt und drei Jahre lang in den verschiedensten Jobs gearbeitet, um ihren Lebensunterhalt zu bestreiten. Sie war witzig, clever und *sehnte* sich nach einem richtigen Job. Beide bewarben sich um die Assistenzstelle bei einem Projekt mit Lernbehinderten.

Nachdem ich ihnen separat bei ihren Bewerbungsunterlagen geholfen und sie auf das Vorstellungsgespräch vorbereitet hatte, hielt ich beide für gute Kandidaten. Keiner von ihnen bekam die Stelle, doch in dem Bewerbungsgespräch wies man sie darauf hin, dass das Projekt ehrenamtliche Hilfskräfte bräuchte.

John reagierte wütend und enttäuscht, weil er eine Stelle nicht bekam, für die er „überqualifiziert“ (so seine Worte) war, und empörte sich, wie man bloß denken könnte, dass er sich als ehrenamtliche Hilfskraft „verdingen“ würde (obwohl er damals arbeitslos war).

Emily war ebenfalls enttäuscht, weil sie sehr enthusiastisch gewesen war und glaubte, gut in das Projekt zu passen. Obwohl sie tagsüber arbeitete, meldete sie sich trotzdem als freiwillige Hilfskraft, um „wenigstens irgendwie beteiligt zu sein (ihre Worte). Sechs Monate lang arbeitete sie unentgeltlich an drei Abenden pro Woche und kam zu dem Schluss, unbedingt in diesem Bereich tätig sein zu wollen – egal was passierte. Natürlich zahlten sich ihr Engagement und ihr konsequenter Einsatz aus, als eine andere Agentur eine ähnliche Stelle ausschrieb. Sie hatte die nötige Erfahrung und ihr Engagement für diese Art von Arbeit bewiesen und bekam die Stelle. Begleitend zu ihrem Job besuchte sie zwei Jahre lang das College und ist inzwischen eine zertifizierte Projektleiterin.

John blieb arbeitslos und bekam Depressionen. Das letzte Mal, als ich ihn sah, brachte er sein Problem, wie er es sah, auf den Punkt: Er sei überqualifiziert und Arbeitgeber fühlten sich durch ihn eingeschüchtert. Doch seit wann ist ein Universitätsabschluss ein solches Hindernis?

Die Moral dieser Geschichte ist: Kein Engagement, kein Fokus und keine Entscheidungen führen ins Nichts, während Einsatz, Konzentration und Entscheidungsfreudigkeit zuverlässig ans Ziel bringen.

ÜBUNG:

Fokussierte Entscheidungen treffen

An guten Tagen fällt es uns leicht, einen klaren Kopf zu haben und gute, fokussierte Entscheidungen zu treffen. In weniger guten Zeiten ist das erheblich schwieriger. Für solche Tage empfehle ich die folgende Übung.

Schritt 1: Machen Sie sich bewusst, was Sie wirklich wollen

Ob Sie vor einem großen oder kleinen Entschluss stehen – der Ablauf ist immer derselbe. Sie können nicht eher handeln, bis Sie entschieden haben, wie Sie handeln wollen, und Sie können keine Entscheidung fällen, solange Sie nicht wissen, welches Ergebnis Sie anstreben. Zur Klärung Ihrer Intention beantworten Sie folgende Frage: „Was wünsche ich mir als Ergebnis?" Die Beantwortung dieser Frage gibt den Anstoß zu einem laserähnlichen Fokus, der Ihnen hilft, die anstehenden Entscheidungen zu fällen, und Ihnen klar zeigt, welche Schritte Sie einleiten müssen.

- Wählen Sie einen Bereich Ihres Lebens aus, in dem Sie sich eine Veränderung wünschen.
- Klären Sie Ihre Intention.
- Notieren Sie Ihre Antworten. Formulieren Sie dabei so genau wie möglich.

Schritt 2: Fällen Sie konkrete Entscheidungen

Fragen Sie sich nun: „Wie sorge ich dafür, dass dieses – Ergebnis eintritt?" Starten Sie ein Ideen-Brainstorming und notieren Sie alles, was Ihnen einfällt, egal wie unzusammenhängend oder unangemessen es Ihnen vorkommen mag. Investieren Sie etwas Zeit und kehren Sie später zu – Ihrer Liste zurück, um sie eventuell zu ergänzen. Statt sich unter Druck zu fühlen, genießen Sie den kreativen Aspekt dieser Aufgabe. Sie werden überrascht sein von Ihren Ideen. Verwenden Sie Ihre Notizen als Hilfsmittel, um zu entscheiden, wie Sie Ihr Verhalten konkret ändern müssen.

Schritt 3: Handeln Sie!

Denn Sie müssen Ihr Verhalten ändern, um neue Ergebnisse zu erzielen. Daran führt kein Weg vorbei. Wenn Sie weiter das tun, was Sie schon immer getan haben, erzielen Sie weiter dieselben Ergebnisse.

- Visualisieren Sie Ihre Ziele. Versuchen Sie, das gewünschte Ergebnis möglichst klar vor sich zu sehen und zu erfahren.
- Versichern Sie sich selbst, dass Ihr gewünschtes Ergebnis eintreten wird. Glauben Sie hundertprozentig an Ihren Erfolg.
- Handeln Sie auf neue und angemessene Weise.

Henry wurde von seinem Abteilungsleiter drangsaliert. Er mochte seinen Job, wünschte sich aber mehr Kontrolle über seine Situation. Nachdem er die obige Übung ausgeführt hatte, erarbeiteten Henry und ich einen Plan, der so aussah:

Schritt 1: Intention

„Meinen Job behalten. Das bedeutet, dass sich mein Verhältnis zu meinem Abteilungsleiter ändern muss."

Schritt 2: Entscheidungen

„Zeigen, dass ich mir eine so schlechte Behandlung nicht länger gefallen lasse."
„Für meine Interessen eintreten."
„Keine Angst mehr vor Autoritätspersonen haben."

Schritt 3: Handeln

„Klarer kommunizieren, indem ich offen meine Meinung sage und zu ihr stehe. Nicht länger Ja sagen, wenn ich eigentlich Nein meine. Bestimmter am Arbeitsplatz auftreten und ein paar kalkulierte Risiken eingehen – ich habe schließlich nichts zu verlieren, viel schlimmer kann es nicht werden. Kündigen, wenn meine neue Methode nicht funktioniert. Ich bleibe nirgends, wo man mich respektlos behandelt.“

Sie sehen, wie effektiv diese Übung sein kann. Sie ermöglicht es Ihnen, widerstreitende Gefühle und Unsicherheiten hinter sich zu lassen und zu einer klaren Vision dessen zu finden, was Sie wollen und wie Sie es bekommen. Unterschätzen Sie niemals die Kraft schriftlich fixierter Gedanken, Gefühle und Ziele. Sobald man etwas auf Papier bannt, wird es sofort viel klarer, konkreter und zugänglicher. Schreiben Sie also weiter fleißig in Ihrem Notizbuch.

Bestimmt fühlen Sie sich inzwischen motivierter, enthusiastischer und selbstbewusster im Hinblick auf die Veränderungen, die Sie in Ihrem Leben planen. Vielleicht haben Sie sogar schon mit ihrer Umsetzung begonnen! Genau wie positives Denken wird auch die positive Aktion zur zweiten Natur, wenn man sie oft genug praktiziert. Häufig wiederholte Gedanken- und Verhaltensmuster gehen uns irgendwann in Fleisch und Blut über. Was immer Gegenstand Ihrer fokussierten Aufmerksamkeit ist, wächst und gedeiht. Warum entschließen Sie sich nicht zur Bekräftigung Ihrer höchsten und klarsten Vision von sich selbst? Wir bauen unser Leben auf bekannten Denk-, Fühl- und Verhaltensmustern auf, aber wir haben immer die Möglichkeit, alte Muster, die nicht mehr funktionieren, durch neue zu ersetzen. Verändern Sie Ihre Verhaltensmuster! Entscheiden Sie sich für die positive, direkte Aktion. Ergreifen Sie Besitz von Ihrer eigenen Macht, die viel größer ist, als Sie bisher geglaubt haben. Handeln Sie – jetzt!

AUSZEIT:

FÜNF-MINUTEN-ENTSPANNUNG

Legen Sie eine wohlverdiente Pause ein. Streifen Sie Ihre Schuhe ab, legen Sie die Beine hoch – entspannen Sie sich voll und ganz. Schließen Sie Ihre Augen, verlangsamen Sie Ihre Atmung, lassen Sie alle Sorgen los und genießen Sie die folgende entspannende und beruhigende Visualisierung.

Malen Sie sich eine schöne Landschaft aus. Treten Sie in Ihr Bild hinein und sehen Sie sich, wie Sie einen weißen Pfad entlanggehen, der zu einem Kristallbrunnen führt, der am Horizont schemenhaft erkennbar ist.

Beim Näherkommen sehen Sie, dass es sich um einen heilenden Zauberbrunnen mit weißem Licht handelt. Das weiße Licht schenkt Ihnen Energie und neue Kraft.

Sie steigen in den Brunnen hinein und sehen große weiße Lichttropfen, die sich in einer sanften Kaskade über Ihnen ergießen. Sie fühlen, wie die Lichtenergie Sie vollständig einhüllt, sich wie eine warme Decke über Sie breitet. Dann sehen Sie, wie sich das weiße Licht in einen farbigen Regenbogen verwandelt. Die Lichtkaskade erstrahlt nun in Ihrer Lieblingsfarbe. Spüren Sie, wie die heilende Kraft Ihrer Farbe in jede Zelle Ihres Seins eindringt und wie Sie wiederum Ihre Farbe in das Universum abstrahlen.

Spielen Sie in dem Brunnen, solange Sie möchten. Verändern Sie die Farben der Kaskade und registrieren Sie die Unterschiede. Jede Farbe besitzt eigene und besondere Heilqualitäten.

Wenn Sie bereit sind, steigen Sie aus dem Brunnen heraus und nehmen den Pfad nach Hause. Seien Sie dankbar für Ihr einzigartiges Erlebnis. Vergessen Sie nicht, dass Sie jederzeit und überall zu dem heilenden Brunnen zurückkehren und eine belebende Entspannungspause genießen können.

Schritt 7: Übernehmen Sie die Kontrolle

Eines der Merkmale intelligenter Menschen ist die Fähigkeit,
zwischen dem, was es wert ist, getan zu werden,
und dem, was es nicht wert ist,
zu unterscheiden – und die richtigen Prioritäten zu setzen.
ANNE WILSON SCHAEF

Haben Sie das Gefühl:

- In einer Sackgasse zu stecken, aus der es keinen Ausweg gibt, auch wenn Sie noch so positiv denken?
- Ständig durch die Gegend zu hetzen und doch nirgends anzukommen?
- Überall von Chaos umgeben zu sein?
- Permanent gegen die Uhr zu arbeiten?
- Etwas Wichtiges aufzuschieben, das wesentlich für Ihre positive Entwicklung ist?

Wenn auch nur einer dieser Punkte auf Sie zutrifft, müssen Sie mehr Ordnung in Ihre Tage bringen. Zeitvergeudung, Aufschieberitis und ständiges Hetzen sind Probleme, die sich leicht lösen lassen, wenn Sie die 24 Stunden, die Ihnen zur Verfügung stehen, besser strukturieren. Schon kleine Anpassungen machen einen großen Unterschied aus, wenn es darum geht, die Energie, den Raum und das Engagement für die konsequente Verfolgung Ihrer Ziele zu finden. Die Zeit ist stets auf Ihrer Seite, wenn Sie mit ihr statt gegen sie arbeiten.

Wenn Sie motiviert, inspiriert, auf Ihre Ziele fokussiert und bereit sind, mit Bestimmtheit zu handeln, müssen Sie sich nur noch besser organisieren. Keine Bange, das geht viel leichter, als es klingt. Meine Klienten stöhnen oft, wenn ich von Organisation rede, weil sich das in ihren Ohren zu sehr nach harter Arbeit anhört. In Wahrheit ist das Gegenteil der Fall. Der Alltag kommt Ihnen wie harte Arbeit vor, wenn es schon wieder Abend ist und Sie feststellen müssen, nichts erreicht zu haben, was wirklich wichtig wäre, oder wenn Ihr neues spannendes

Projekt nicht in die Gänge kommt, weil Ihnen einfach die Zeit fehlt. Bei einer zu vage formulierten Aufgabenliste lässt man sich allzu leicht ablenken; die Stunden zerrinnen zwischen den Fingern und wieder ist ein Tag vorbei, an dem Sie nichts getan haben, um auch nur einen Ihrer Träume der Verwirklichung näherzubringen. Wenn Sie nicht bald aktiv werden, verlieren Sie das Vertrauen in Ihre Pläne und Ideen. Die Kontrolle übernehmen bedeutet, sich die Zeit für konkrete Schritte zur Realisierung Ihrer Ziele zu nehmen.

Druck abbauen

Was ist das für ein Gefühl, wenn mitten in Ihrem täglichen Jonglierakt einer Ihrer Bälle zu Boden fällt? Geraten Sie in Panik und versuchen, noch schneller zu sein, um den Zeitverlust wettzumachen? Natürlich tun Sie das. Das kennen wir alle. Aber noch mehr Gas zu geben bringt Sie keinen Schritt weiter. Sobald wir anfangen, gegen die Zeit zu kämpfen, sind wir auf der Verliererstraße. Dieses Buch basiert auf der Philosophie, dass Erfolg das Resultat einer ausgewogenen Mischung aus Konzentration und Entspannung ist. Diese Denkweise wollen wir nun anwenden.

Eine der einfachsten Methoden für mehr Effizienz und Spaß im Alltag besteht darin, Ihre vielen Aufgaben mit einer anderen Einstellung zu betrachten. Denken Sie an etwas, was dringend erledigt werden muss. Was ist Ihr Gefühl dabei? Füllt die Aussicht auf Ihre Aufgabe Sie mit Freude und Energie oder fühlen Sie sich gestresst und unter Druck? Geht Ihr Energiezeiger nach oben oder nach unten? Je größer Ihre Freude ist, etwas zu tun, umso wahrscheinlicher ist es, dass Sie es entspannt, konzentriert und effizient tun. Merken Sie, wie Ihr Energielevel in den Keller sinkt und sich alles in Ihnen sträubt, wenn Sie sich sagen: „Ich muss dies tun", „Ich sollte jenes tun" oder „Darum muss ich mich sofort kümmern"? Das ist der Moment, in dem Sie sich alle möglichen Ausflüchte einfallen lassen (zu beschäftigt, zu müde, keine Zeit …).

Wenn Sie Ihre Einstellung dagegen ins Positive wenden und sich sagen „Ich freue mich darauf, das zu tun", gehen Sie mit federndem Schritt durch die Welt, beflügelt von einer frischen Welle „Ich-kann-das-Energie". Ich rate meinen Klienten, sich in ihre Ziele zu verlieben. Ein genialer Tipp! Verlieben Sie sich Hals über Kopf in Ihre Ziele, sagen Sie sich immer wieder, wie wundervoll sie sind, berauschen Sie sich an dem Gedanken, sie zu erreichen – dann ist der Rest einfach. Wenn Sie ganz aus dem Häuschen oder einfach nur glücklich sind, das zu tun, was Sie tun, empfinden Sie es nicht mehr als Last und haben mehr Energie.

Zeit einsparen

Und ob Sie Zeit einsparen können! Wenn Sie sich hinsetzen und Ihren Tagesablauf analysieren, werden Sie staunen, wie viel Zeit Sie mit Dingen vergeuden, die Ihnen nichts zurückgeben. Im – Life Coaching sprechen wir von der 80/20-Regel, die uns zu einem überlegten Umgang mit unserer Zeit und Energie mahnt. Sie besagt, dass 20 Prozent unserer Aktivitäten 80 Prozent der bedeutenden Leistungen in unserem Leben hervorbringen. Life Coach Carole Gaskell nennt diese fokussierten 20 Prozent „Goldzeit-Aktivitäten". Sie erkennen Ihre goldenen Aktivitäten, indem Sie die wichtigsten drei Dinge benennen, die Sie tun müssen, um Ihre Ziele zu realisieren. Hören Sie auf, Ihre Zeit und Energie auf unproduktive Aufgaben ohne Fokus zu vergeuden, und konzentrieren Sie sich lieber auf diese goldenen Aktivitäten.

Zehn Wege, wie Sie Zeit sparen

1. Verbringen Sie weniger Zeit mit unwichtigen Aufgaben und verwenden Sie die gewonnene Zeit für lohnendere Aktivitäten.

Wenn Sie rund um die Uhr eine Aufgabenliste im Kopf herumtragen, verlieren Sie sich zu sehr in Kleinigkeiten und Ihr übergeordnetes Ziel aus den Augen. Gewöhnen Sie sich an, Ihre Top-Prioritäten für den Tag aufzuschreiben und häufiger zu überprüfen, ob Sie tatsächlich danach handeln. Das verhindert, dass Sie sich zwischendurch ablenken lassen, und sorgt dafür, dass Sie mehr erreichen.

2. Verschwenden Sie weniger Zeit mit dem Aufschieben von Dingen und nutzen Sie die gewonnene Zeit, um den Stier endlich bei den Hörnern zu packen!

Die alten Ausflüchte, mit denen Sie sich davon zu überzeugen versuchen, dass es okay ist, eine Aktivität zum hundertsten Mal zu verschieben, sind zerstörerisch und untergraben Ihre Selbstachtung. Wenn Sie eine bestimmte Sache immer wieder auf die lange Bank schieben, fragen Sie sich nach den Gründen. Ist es ein Projekt, von dem Sie ahnen, dass Sie es nie verwirklichen werden, dann verschwenden Sie keinen weiteren Gedanken mehr darauf. Und wenn es etwas ist, das getan werden muss, dann tun Sie es so bald wie möglich. Ich verspreche Ihnen: Danach fühlen Sie sich fabelhaft!

3. Vergeuden Sie weniger Zeit mit dem Grübeln über Ihre Unzulänglichkeiten und verwenden Sie die gewonnene Zeit, um sich auf Ihre Stärken zu konzentrieren.

Je länger Sie über Ihre Unzulänglichkeiten nachdenken, umso mehr Bedeutung verleihen Sie ihnen damit. Vergessen Sie, was Sie nicht können, und richten Sie Ihren Fokus auf das, was Sie können. Und sollte etwas Ihre Fähigkeiten tatsächlich übersteigen, finden Sie jemanden, der die Sache für Sie erledigt.

4. Verplempern Sie weniger Zeit mit dem Ringen um Perfektion und nutzen Sie die gewonnene Zeit, um sich zu entspannen und zu verwöhnen (Schaumbad, Sauna, Beauty-Behandlung, schwimmen, schlafen – wozu auch immer Sie Lust haben!).

Perfektionisten verwenden zu viel Zeit auf ihr Bemühen, „gut genug“ zu sein. Wenn das auf Sie zutrifft, tun Sie Ihr Bestes und lassen Sie es dann gut sein. Ihr Bestes ist immer gut genug.

5. Vergeuden Sie weniger Zeit mit Bedenken und arbeiten Sie in der gewonnenen Zeit an Problemlösungen.

Setzen Sie sich mit dem Objekt Ihrer Bedenken auseinander, statt sich zu zermürben und sämtliche Energie einzubüßen. Entscheiden Sie, ob Sie es aus der Welt schaffen können. Wenn ja, tun Sie's. Wenn nein, lassen Sie los.

6. Verbringen Sie weniger Zeit mit Selbstzweifeln und nutzen Sie die gewonnene Zeit, um stärker an sich selbst zu glauben.

Zweifel und Ängste verleiten uns am häufigsten dazu, unsere Zeit zu vergeuden. Setzen Sie positive Mantras dagegen. Wann immer Sie auf der Stelle treten, sagen Sie zu sich selbst: „Ich kann das." Schon bald werden Sie diesen Satz für wahr halten – weil er natürlich wahr ist!

7. Verringern Sie die Zeit, in der Sie unbewusst handeln, und verwenden Sie die gewonnene Zeit, um mehr Bewusstsein zu entwickeln.

Wenn Sie bewusst handeln, müssen Sie nicht befürchten, in der Zukunft für Fehler bezahlen zu müssen. Jede Handlung hat Konsequenzen: Was Ihnen heute widerfährt, ist das Ergebnis von Dingen, die Sie in der Vergangenheit getan oder unterlassen haben. Vergessen Sie nie, dass Ihr heutiges Handeln unmittelbare Auswirkungen auf später hat. Jede Handlung ist ein Saatkorn für Ihre Zukunft. Wählen Sie Ihre Saatkörner besonnen, um sich eine positive Zukunft zu erschaffen.

8. Verschwenden Sie weniger Zeit mit Gedanken darüber, was andere Leute wohl von Ihnen halten, und verwenden Sie die gewonnene Zeit, um sich selbst an die erste Stelle zu rücken.

Sie können es unmöglich immer allen Leuten recht machen – warum es dann überhaupt versuchen? Wenn Ihnen die Meinung einer bestimmten Person am Herzen liegt, hören Sie auf sie. Wenn nicht, schalten Sie auf Durchzug.

9. Hören Sie auf, der Vergangenheit nachzutrauern und sich um die Zukunft zu sorgen, und genießen Sie in der gewonnenen Zeit die Gegenwart in vollen Zügen.

Lassen Sie sich von Reue und Schuldgefühlen nicht ausbremsen. Wenn Sie etwas getan haben, das Sie bereuen, machen Sie Ihren Fehler wieder gut, sofern das möglich ist. Andernfalls vergessen Sie die Angelegenheit. Sollten Sie einer verpassten Chance nachtrauern, ergreifen Sie sie jetzt, wenn es noch nicht zu spät ist. Und hören Sie auf, sich wegen der Zukunft verrückt zu machen! Die Vergangenheit ist vorbei, und was die Zukunft bringt, weiß niemand. Alles, was Sie haben, ist die Gegenwart – also, leben Sie jetzt in vollen Zügen!

10. Vergeuden Sie weniger Zeit damit, sich einzureden, das Leben mache keinen Spaß, und verwenden Sie die gewonnene Zeit, um sich vom Gegenteil zu überzeugen.

Leute, die zu viel tun, glauben oft, erst Spaß haben zu können, *nachdem* die Arbeit getan ist, und dieser Moment kommt nie, weil sie sich immer neue Aufgaben aufhalsen. Wenn auch Sie gern in diese Falle tappen, richten Sie Ihren Fokus auf das bereits Erreichte und nicht auf das, was noch zu erledigen ist. Zelebrieren Sie zwischendurch Ihre Erfolge und Sie werden ungleich mehr Spaß haben. Glück ist eine Geisteshaltung, die die Türen zu neuen Chancen und Möglichkeiten aufstößt. Vergessen Sie nicht, auch Teilerfolge zu genießen.

Der Realitäts-Check

Bevor wir uns näher mit dem Thema Zeitmanagement befassen und damit, wie Sie effektive Aktionspläne erstellen können, gönnen wir uns eine Atempause. Eine bessere Organisation kann uns zwar helfen, unsere Zeit besser zu nutzen, aber sie hilft uns nur, solange wir uns nicht wie „Do-Aholics" aufführen. Der Do-Aholic ist die Vorstufe zum Workaholic. Alles gleichzeitig zu wollen wird nämlich leicht zur Sucht. Wenn Sie sich zu gestresst fühlen, um glücklich zu sein, machen Sie einen Realitäts-Check. Nehmen Sie Ihren Lebensstil gründlich unter die Lupe. Wenn Sie versuchen, alles auf einmal zu tun, fragen Sie sich nach den Gründen. In Teil zwei dieses Buches werden wir näher auf diesen Punkt eingehen. Im Moment reicht es, aufmerksam zu werden, sobald Sie das Gefühl haben, in einem Expresszug nach Nirgendwo zu – sitzen.

TIPP:

Verpassen Sie sich eine Selbstbewusstseinsspritze, indem Sie folgenden einfachen Tipp beherzigen:
Denken Sie an die vielen kleinen Dinge, die Sie sich immer wieder zu tun versprechen. Gemeint sind keine großen Projekte, sondern harmlose Aufgaben, für die Sie irgendwie nie die Zeit finden. Dinge, wie den Schrank im Flur aufräumen, ... schreiben, ... anrufen, einen Blusenknopf annähen, eine Pflanze umtopfen etc.
Fassen Sie alles in einer Liste zusammen.

Dinge, die ich tun muss

. . . .

. . . .

. . . .

. . . .

Schreiben Sie diese Aufgaben unbedingt auf, um sie realer und ihre Erledigung somit wahrscheinlicher zu machen. Es spielt keine Rolle, wie lang Ihre Liste wird. Greifen Sie nun eine Sache aus Ihrer Liste heraus und tun Sie sie. Ist das Gefühl nicht fantastisch?
Wenn wir uns versprechen, etwas zu erledigen, und es dann doch nicht tun, schadet das oft unserer Selbstachtung. Wir trauen uns selbst nicht mehr über den Weg, weil wir glauben, nie etwas zu Ende zu bringen. Oft verwenden wir mehr Zeit und Energie darauf, den Vorsatz zu fassen, etwas zu tun – und es dann doch nicht zu tun – als es uns kosten würde, es tatsächlich zu machen. Durchbrechen Sie diesen negativen Zyklus, indem Sie sich beweisen, wie einfach es ist, nur eine Ihrer längst überfälligen Aufgaben in die Hand zu nehmen. Erleben Sie, wie Sie das automatisch in einen positiven Zyklus katapultiert.
Wenn Sie sich das nächste Mal sagen hören: „Ich muss jetzt aber wirklich ...“, geben Sie sich einen kleinen Tritt und tun Sie’s!

Ordnung und Planung werden Ihr Leben nicht leichter machen, wenn Ihnen nichts anderes einfällt, als die frei gewordene Zeit mit noch mehr Aufgaben zuzuschütten. Nehmen Sie regelmäßig einen Realitäts-Check vor, indem Sie sich fragen: „Ist das ein Plan zu viel?" Lautet die Antwort Ja, schalten Sie einen Gang zurück, halten Sie inne und genießen Sie den Augenblick. Kein Ziel, egal wie wunderbar, ist es wert, dass Sie Ihre Lebensqualität dafür opfern.

Rechtsanwältin, Mutter von vier Kindern, Wohltätigkeitsaktivistin und First Lady – Cherie Blair, die Frau des britischen Premierministers, ist das Sinnbild einer modernen Frau, sie ist organisiert, flexibel und hat alles unter Kontrolle. Doch der Presse gegenüber gestand sie, dass auch ihr der Druck, so viele Dinge unter einen Hut bringen zu müssen, manchmal zu viel wird: „Ich jongliere mit vielen Bällen gleichzeitig ... Manchmal passiert es, dass mir ein Ball entgleitet. Ich bin nicht Superwoman ... Der Tag hat einfach nicht genügend Stunden."

Damit gab sie zu, was wir alle seit Langem wissen: Niemand kann alles tun und alles haben – auch nicht, wenn uns Assistenten, Kindermädchen, Stylisten, Haushaltshilfen etc. unter die Arme greifen. Laut einer vor Kurzem von einem großen britischen Gesundheitsmagazin und der Krankenversicherung BUPA erhobenen Umfrage haben Frauen die Nase voll von so genannten – Superwoman-Rollenvorbildern. Beurteilen Sie daher realistisch, was, wie viel und warum Sie etwas tun. Seien Sie gewarnt, dass jedes Mal, wenn Sie zu viel tun, etwas zu Bruch geht, und meistens sind das Sie. Wenn Sie bei diesem Drahtseilakt danebentreten, wird aus Kontrolle sehr schnell „außer Kontrolle".

AUSZEIT:

Diese einfache Atemübung kommt aus dem Yoga und hilft Ihnen, Stress abzubauen und frische Energie zu tanken.
Setzen Sie sich auf einen Stuhl oder mit gekreuzten Beinen auf den Fußboden. Legen Sie Ihre Hände auf Ihre Knie, während Sie Ihre Augen schließen und Ihre Atmung verlangsamen.

Sobald Sie bereit sind, atmen Sie tief durch die Nase ein. Lassen Sie die einströmende Atemluft zunächst in den unteren Teil der Lunge strömen und dann immer weiter die Lungen füllen: Der Bauch hebt sich, die Flanken und der obere Brustkorb weiten sich. Atmen Sie aus und entspannen Sie dabei die Atemmuskeln. Zehnmal wiederholen. Einen angenehmen Rhythmus finden.

Das Aktivitätsspektrum

Der kluge Umgang mit Zeit ist letztlich immer eine Frage von Ausgewogenheit. Wenn mir Klienten erklären, das Gefühl zu haben, ihr Leben entgleite ihrer Kontrolle, weiß ich, dass sie an einem der beiden Enden des Aktivitätsspektrums operieren. Mit anderen Worten: Sie tun zu wenig oder zu viel. Das folgende Diagramm illustriert drei Möglichkeiten: zu wenig tun, zu viel tun und ausgewogene Aktion.

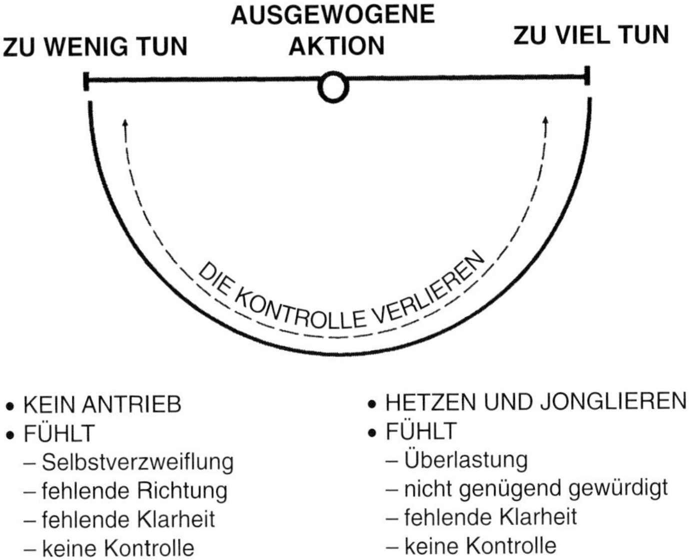

Kontrolle verlieren

Zu wenig zu tun äußert sich in dem Gefühl, in einer Sackgasse zu stecken, handlungsunfähig zu sein und nicht zu wissen, in welche Richtung man gehen soll. Manchmal empfindet man so, nachdem das Selbstbewusstsein einen Schlag erlitten hat und Selbstzweifel in einem aufsteigen. Das haben wir alle schon das eine oder andere Mal erlebt. Der Ausweg: Sie müssen sich absolut klar werden über das, was Ihrem Wunsch nach geschehen soll, und wie Sie es am besten herbeiführen.

Auch die übertriebene Aktion ist ein Zeichen für mangelnden Fokus, wenn Sie von Pontius nach Pilatus hetzen, unmöglichen Anforderungen gerecht werden und alle und jeden zufriedenstellen wollen. Wenn Sie sich zu viele Projekte gleichzeitig aufhalsen, endet das immer in Tränen – weil Sie sich nicht genügend gewürdigt, überlastet, voller Groll und ohne Kontrolle fühlen.

Manchmal merken Sie, wie Ihr Pendel von zu wenig tun auf zu viel tun schwingt, so sehr strengen Sie sich an, sich aus Ihrer Antriebslosigkeit zu befreien und einen Weg in die Aktion zu finden. Das geht unter Garantie schief. Schon bald wird Ihr Pendel in einen Zustand erschöpfter Lethargie zurückschwingen.

Die einzige Methode, sich ein Gefühl der Kontrolle zu sichern und wirklich erfolgreich zu sein, ist der Mittelweg ausgewogener Aktion. Sehen Sie sich die Aktivitätsspektrum-Tabelle auf S. 125 an und erkennen Sie, dass dieser Weg mit mentaler Klarheit – beginnt und von dort in die Entwicklung und Verwirklichung realistischer Pläne mündet. Nur so kommt man vorwärts. Wenn Klienten ein Gefühl fehlender Kontrolle signalisieren, suche ich zunächst nach Wegen, wie sie Ordnung in ihr Leben bringen und Zeit und Raum gewinnen können, um die Dinge klar zu durchdenken. Das erfordert oft nicht mehr als einige einfache Entrümpelungstechniken, die den Weg für physische, mentale und emotionale Veränderungen frei machen.

Verschaffen Sie sich Klarheit

Nur der Weg ausgewogener Aktion führt zum Erfolg und er hängt von einem klaren Fokus ab. Wenn Sie Ihr Leben vereinfachen und „verschlanken“, werden mögliche Wege zu Ihren Zielen besser erkennbar. Das Entrümpeln hat ein Gefühl der Zielgerichtetheit und des Wohlbefindens zur Folge. Mehr Ordnung in Ihrer materiellen Welt führt zu mehr Klarheit in Kopf und Herz.

Sehen Sie sich in Ihrem Zuhause und an Ihrem Arbeitsplatz um. Lebt bzw. arbeitet hier jemand, der organisiert ist und alles unter Kontrolle hat? Oder horten Sie Berge von Dingen, die Sie irgendwann mal brauchen könnten? Haben Sie eine Schublade oder gar einen ganzen Schrank, wo Sie alles hineinstopfen, was kein Zuhause hat? Sie wissen Bescheid über Umzugskartons, Kleiderspenden und Secondhandläden. Geben Sie sich einen Ruck und tun Sie, was notwendig ist. Erleben Sie, wie befreiend solche Entrümpelungsaktionen wirken und dass äußere Aufgeräumtheit in einem Gefühl innerer Aufgeräumtheit resultiert. Bevor meine Klienten den Weg ausgewogener Aktion gehen können, haben sie oft das Bedürfnis, ihr Leben einem Frühjahrsputz zu unterziehen! Nachdem sie das getan haben, fühlen sie physisch und emotional eine stärkere Kontrolle. Führen Sie sich anhand der Aktivitätsspektrum-Tabelle erneut vor Augen, dass der Erfolgsweg ausgewogener Aktion von einem klaren Fokus ausgeht.

Es ist ein Universalgesetz, dass man erst dann neue Dinge in sein Leben hineinlassen kann, nachdem man sich von Altem getrennt und so Platz geschaffen hat. Das gilt auf der physischen, mentalen und auf der emotionalen Ebene. Wenn Sie in Ihrer Umgebung an Dingen festhalten, für die es keine Verwendung mehr gibt, halten Sie auch auf mentaler Ebene an alten Mustern und Limitationen fest.

Aktivitätsspektrum-Tabelle

Zu wenig tun	**Ausgewogene Aktion**	**Zu viel tun**
→ fehlende mentale Klarheit	→ klarer Fokus	→ fehlende mentale Klarheit
→ zu wenige echte Pläne	→ realistische Pläne	→ zu viele Pläne
→ Inaktivität	→ sinnvolle Aktivität	→ übertriebene Aktivität

→ fehlender Zeitrahmen	→ konkreter Zeitrahmen	→ unrealistischer Zeitrahmen
→ keine verwirklichten Ziele	→ Verwirklichung von Zielen	→ zu viele gleichzeitig verfolgte Ziele
→ keine persönliche Befriedigung	→ Gefühl persönlicher Befriedigung	→ keine persönliche Befriedigung
→ wenig Selbstachtung	→ viel Selbstachtung	→ wenig Selbstachtung
→ Gefühl fehlender Kontrolle	→ Gefühl von Kontrolle	→ Gefühl fehlender Kontrolle
→ wenig Energie/gestresst/müde/negativ/deprimiert	→ viel Energie/entspannt/enthusiastisch/positiv/beschwingt	→ wenig Energie/gestresst/nervös/negativ/deprimiert

Lucys Geschichte

Als Lucy und ich uns zum ersten Mal unterhielten, erzählte sie, alles in ihrem Leben ändern zu wollen. Sie sagte, sie fühle sich „wie ein Teenager" und als ob sie „nicht vom Fleck" käme. Sie hatte eine lange Liste von Zielen, war aber ratlos, wie sie sie verwirklichen sollte, wo sie doch ständig „so viel um die Ohren" habe – nicht vom Fleck kommen und viel um die Ohren haben: ein klassisches Beispiel für Kontrollverlust.

Lucy war 28 und eindeutig erwachsen, doch, wie ein früheres Gespräch ergab, wimmelte es in ihrer Wohnung vor Andenken an ihre Kindheit und Jugend. Ihr Kleiderschrank quoll über mit Kleidungsstücken, die ihr ein oder zwei Nummern zu klein waren; einige stammten aus ihrer Teenagerzeit, andere waren für einen unbestimmten Zeitpunkt in der Zukunft bestimmt, wenn sie genügend abgenommen haben würde, damit sie ihr passten. Lucy war zwischen zwei Welten gefangen: einmal in der Vergangenheit, mit Kleidungsstücken, aus denen sie herausgewachsen war, und einmal in der Zukunft, mit Kleidung, die ihr erst nach einer Diät passen würden.

Lucy bat eine Freundin um Hilfe und moralische Unterstützung und fing an, Müllsäcke zu füllen. Am Anfang war ihr dabei, wie sie sagte, „sehr mulmig“ zumute, doch dann wurde es besser. Alles, was sie nicht tragen konnte, warf sie entweder weg oder gab es in die Kleiderspende. Nachdem ihre Wohnung sofort aufgeräumter aussah, fing sie an, sie umzudekorieren. Sechs Wochen später hatte sie einen neuen Job und einen neuen Freund – und ein paar neue Outfits, die ihr passten.

TIPP:

Woran klammern Sie sich fest und warum? Knöpfen Sie sich noch heute eine Ecke Ihres Lebens vor, um dort „auszumisten“. Sie werden sich sofort befreit und gereinigt fühlen, und wer weiß, wohin das führen wird?

Zeitmanagement und Aktionspläne

Während Sie auf Ihre Ziele hinarbeiten, ist es wichtig, dass Sie – Ihre Zeit bestmöglich nutzen. Viele meiner Klienten verziehen das Gesicht, wenn ich Wandplaner, Terminkalender, Pinnwände, – Listen und Co. erwähne. Sich in dieser Weise festzulegen löst bei vielen Unbehagen aus. Wenn Sie drauf und dran sind, diesen Abschnitt zu überspringen, gehören Sie vermutlich in die Gruppe – jener, die lernen müssen, ihre Zeit besser zu strukturieren. Zeitmanagement ist kein Buch mit sieben Siegeln – Sie müssen bloß einen Anfang finden. Sachen aufschreiben, Listen erstellen, Ihren Terminkalender oder Wandplaner befragen: all das hilft Ihnen, Prioritäten zu setzen (sehr wichtig!) und überflüssige Aufgaben zu streichen. Die Forschung zeigt, dass schriftlich fixierte Ziele und Pläne wahrscheinlicher in die Tat umgesetzt werden als solche, über die wir nur sprechen oder die wir nur im Geiste formulieren. Was wir auf Papier bannen, nehmen wir ungleich ernster. Wenn Sie überdies ein paar der Strategien anwenden, über die wir bereits gesprochen haben – etwa wie man Dinge nicht länger aufschiebt oder mit Energieräubern umgeht – verfügen Sie mit einem Mal über mehr Zeit, als Sie zu hoffen wagten. Mit effektivem Zeitmanagement erzielen Sie eine höhere Rendite für Ihre Zeit und Mühe und das bewirkt Wunder für Ihr Selbstwertgefühl. Das Plus an Selbstachtung spüren die Menschen in Ihrer Umgebung und behandeln Sie fortan ebenfalls mit mehr Respekt.

Wenn Sie Ihre Zeit geschickt verwalten, können Sie effektive Aktionspläne erstellen, was ganz wesentlich ist für die Erreichung Ihrer Ziele. Wie Sie dabei konkret vorgehen, bleibt Ihnen überlassen. Nachfolgend finden Sie einen Musterplan zur Orientierung.

TIPP:

- Fällt Ihnen etwas ein, das Sie ablenkt, Ihre Energie verbraucht oder Ihnen auf die Nerven geht? Gibt es Energievampire in Ihrem Leben? Wenn ja, wissen Sie bestimmt, was oder wer sie sind.
- Müssen Sie sich mit allem und jedem abfinden, was Sie ärgert und davon abhält, in wichtigen Lebensbereichen vorwärtszukommen? Solche Energieräuber könnten Haushaltsgeräte sein, die nicht richtig funktionieren, nicht zu Ende geführte Projekte, Bekannte oder Freunde, die zu viel fordern, Schmutzwäsche, die permanent auf dem Boden landet, negativ eingestellte Familienmitglieder, unzuverlässige Kollegen, ein unorganisierter Schreibtisch ... Was sind Ihre Energieräuber?
- Listen Sie all Ihre Ärgernisse (harmlose und weniger harmlose) auf. Wählen Sie ein Ärgernis aus den ersten drei auf Ihrer Liste aus und beschließen Sie, sofort etwas dagegen zu tun.
- Ordnen Sie die Negativpunkte nun der Schwere nach – die harmlosen ans Ende der Liste – und gehen Sie systematisch der Reihe nach gegen sie vor. Jedes Mal, wenn ein neuer „Vampir" auftaucht, setzen Sie ihn mit auf die Liste. Die Gewissheit, alle Irritationen in Ihrem Leben unter Kontrolle zu haben und systematisch zu eliminieren, bewirkt, dass Sie sich sofort besser fühlen.

ÜBUNG:

Erstellen Sie einen Aktionsplan

Wählen Sie eines Ihrer kurzfristigen Ziele – also in drei Monaten oder schneller erreichbar. Teilen Sie ein Blatt Papier in fünf Spalten ein, denen Sie folgende Überschriften geben:

Ziel
Vorgehen
Benötigte Mittel
Überprüfung
Neue Entwicklungen

Füllen Sie die Spalten wie folgt aus:
Ziel: Definieren Sie Ihr Ziel: „Ich will ..."
Vorgehen: Listen Sie die Aktionsschritte der Reihe nach auf: „Die konkreten Schritte, die ich unternehmen muss, sind ..."
Benötigte Mittel: Schreiben Sie alle Ressourcen auf, die Sie eventuell benötigen, wie Hilfe, professionellen Rat, Unterstützung durch die Familie ... etc. Diese Liste ändert sich möglicherweise mit der Zeit.
Überprüfung: Setzen Sie sich realistische Fristen. Legen Sie im Voraus bestimmte Daten zur Überprüfung Ihrer bisherigen Fortschritte fest.
Neue Entwicklungen: Notieren Sie neue Entwicklungen und Änderungen, die zwischendurch eintreten. Diese Flexibilitäts-Spalte ist entscheidend für die Tauglichkeit – Ihres Plans. Seien Sie bereit, Ihren Plan immer wieder anzupassen und kreativ auf neue Impulse zu reagieren, statt beim ersten Rückschlag k.o. zu gehen.

Die Verwirklichung eines Ihrer kurzfristigen Ziele wird Sie inspirieren, längerfristig angelegte und ehrgeizigere Vorhaben in Angriff zu nehmen. Verwenden Sie dasselbe Verfahren, um einen Aktionsplan für ein langfristiges Ziel aufzustellen. Ihr Plan sollte spezifisch und zugleich anpassungsfähig sein. Sie wissen ja: Konzentration und Entspannung führen zum Erfolg. Haken Sie die einzelnen Aktionsschritte ab und vergessen Sie nicht, jeden Schritt nach vorn gebührend zu feiern.

Sie mindern den Druck, der auf Ihnen lastet, wenn Sie sich für mehr Kontrolle entscheiden. Zu planen ist einfach und ermöglicht Ihren Erfolg. Lassen Sie die Zeit für sich arbeiten. Sie werden staunen, was Sie alles erreichen können! Übernehmen Sie die Kontrolle.

AUSZEIT:

FÜNF-MINUTEN-ENTSPANNUNG

Kreieren Sie eine entspannende Wellness-Atmosphäre in Ihrem Badezimmer. Vorsicht: Diese Entspannungssequenz dauert mindestens 20 Minuten, weil der Genuss so groß ist!

- Zünden Sie Duftkerzen an und löschen Sie das elektrische Licht. Verwenden Sie eine Duftlampe mit Aromaölen, sofern Sie eine besitzen.
- Benutzen Sie Ihre Lieblingsprodukte rund ums Bad – Düfte, Bodylotions, Badesalze etc.
- Träufeln Sie einige Tropfen eines Aromaöls, das Sie besonders mögen, auf einen warmen, feuchten Waschlappen. Legen Sie ihn auf Ihre Stirn, während Sie im warmen Wasser entspannen.
- Wärmen Sie flauschige Badehandtücher auf der Heizung vor für den Moment, wenn Sie aus der Wanne steigen. Eine Wohltat!
- Wickeln Sie sich nach dem Baden warm ein und legen oder setzen Sie sich bequem hin. Trinken Sie Ihren Lieblings-Kräutertee aus einem Weinglas.
- Entspannen, entspannen, entspannen!

Teil zwei

Leben Sie das Leben Ihrer Träume

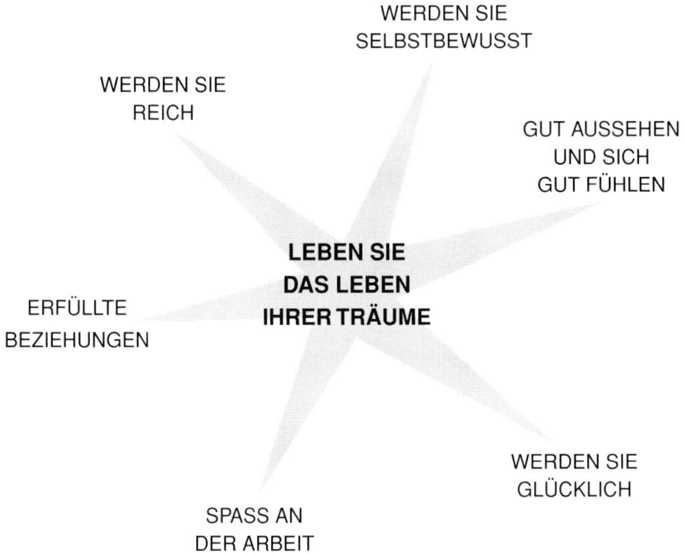

Werden Sie selbstbewusst

Äußerliche Schönheit ist vergänglich,
aber das Selbstbewusstsein, das man gewinnt,
wenn man seine Ziele verwirklicht, ist die
schönste Sache der Welt.

MADONNA

Hier spricht eine, die es wissen muss. Madonna hat sich nie allein auf ihr Aussehen verlassen. Sie ist eine clevere Geschäftsfrau, immer bereit, sich zu verändern und Neues zu probieren, wenn die Zeit reif ist. Ständig formuliert und verfolgt sie neue Ziele. Sie erfindet sich immer wieder neu und ist stets neuen spannenden Trends auf der Spur. Natürlich sind wir fasziniert von Menschen, die ihr Leben so in vollen Zügen leben, besonders wenn dies vor den Augen der Öffentlichkeit geschieht. Mit Mitte 40 hat Madonna mehr Charisma, Stil und Entschlusskraft als die meisten Frauen, die halb so alt sind wie sie. Sie steht heute da, wo sie steht, weil sie konsequent ihren eigenen Weg gegangen ist, ohne Angst vor dem Risiko oder davor, aus dem Rahmen zu fallen. Ihre überschäumende Energie und ihre makellose Figur sind nicht die Folge stundenlanger Sitzungen im Schönheitssalon, sondern vieler Stunden, in denen sie körperlich und spirituell an sich gearbeitet hat. Gewiss besitzt sie Talent und gute Gene, aber ihre erstaunliche, 20 Jahre überspannende Karriere war nur möglich, weil sie konstant an ihrer Begabung gefeilt und das Beste aus sich herausgeholt hat – und das erfordert Zeit, Beharrlichkeit und Courage. Madonna wird noch in zehn Jahren Konzerthallen füllen – wenn es das ist, was sie möchte.

Auch Sie können dieses Selbstbewusstsein und diese Charakterstärke entwickeln. Sie müssen nur die Kontrolle über Ihr Leben übernehmen, sich Ziele stecken und diese auch erreichen. Das Erfolgsgefühl, das Sie verspüren, wenn Sie genau das tun, ist unbeschreiblich – ein ultimativer Rausch. Und wenn Sie Selbstbewusstsein ausstrahlen, glühen Sie gleichsam vor lauter Leben.

Das ist der Grund, warum Selbstbewusstsein bei allen Klienten, mit denen ich jemals gearbeitet habe, auf Platz 1 der „Must-have-Liste" steht. Früher oder später kommt das Thema in unseren Gesprächen *immer* zur Sprache. Manche Klienten machen ihren Mangel an Selbstsicherheit für all ihre Probleme verantwortlich, andere glauben, nur ein spezieller Lebensbereich leide darunter. Ich möchte, dass Sie eines wissen: *Jeder* hat Selbstbewusstseinsprobleme – manche verbergen sie nur besser als andere. In meinen Workshops und Vorträgen werde ich oft gefragt, wie es möglich ist, sich die ganze Zeit über selbstbewusst zu fühlen, worauf ich antworte, dass es eben *nicht* möglich ist! Das zu wissen ist wichtig und hilfreich, denn es lässt Sie vom Haken übersteigerter Selbsterwartung und trägt zu einer realistischeren Lebenssicht bei. Sie können endlich aufhören, 24 Stunden am Tag, sieben Tage die Woche eine Person mimen zu wollen, die immer ausgeglichen, zuversichtlich und voller Selbstvertrauen ist. Glauben Sie mir, so jemanden *kann* es nicht geben! Wir sind alle nur Menschen. Und das bedeutet, dass wir uns manchmal selber ausbremsen, obwohl wir eigentlich ohne Zeitverzug vorwärts gehen könnten. Zweifel und Selbstkritik können uns leicht den Weg verstellen, wenn wir es zulassen. Seien wir ehrlich: Manchmal müssen wir all unseren Mut zusammennehmen, um das zu tun, wovor wir uns fürchten.

Cameron Diaz hat ihre eigene Ansicht zu diesem Punkt. Sie sagt: „Ich betrachte nichts als ein ‚Risiko'. Ich will alles im Leben ausprobieren. Alte Leute sagen, am Ende des Lebens bereue man nur, was man nicht getan hat. Also sammle ich so viele Erfahrungen wie möglich." Wer so lebt, ist immer Sieger, weil er neue Möglichkeiten für sich eröffnet – Mauerblümchen tun das nie. Ich stelle mir Gelegenheiten gern als offene Türen vor, die in einen unbekannten, neuen und spannenden Bereich meines Lebens führen. Das nächste Mal, wenn eine gute Gelegenheit bei Ihnen an die Tür klopft und Sie ängstlich überlegen, ob Sie aufmachen sollen oder nicht, malen Sie sich im Geiste aus, wie Sie glücklich lächelnd durch die offene Tür schreiten – eine glänzende Strategie.

Selbstbewusstsein ausstrahlen

Ein Leben ohne Reue ist nur dann möglich, wenn man in vollen Zügen lebt, und es setzt voraus, dass man aus dem Schatten heraustritt, gesehen wird, Chancen ergreift und riesigen Appetit auf das Leben hat. Wenn Sie Selbstbewusstsein ausstrahlen, zeigen Sie der Welt, dass Sie an sich glauben und den Mut haben, zu Ihren Überzeugungen zu stehen. Diese vibrierende, charismatische Energie wird von anderen aufgegriffen, die Ihren Ideen und Meinungen fortan mit Respekt und Unterstützung begegnen. Sie sehen: Der Zyklus beginnt bei Ihnen. Wenn Sie selbstsicher und aufrichtig zu sich selbst sind und das, was Sie wollen, konsequent verfolgen, haben Sie nie einen Grund zur Reue. Der Glaube an sich selbst erzeugt eine Win-win-Situation, weil Sie nichts zu verlieren haben. Auch wenn Sie scheitern, haben Sie doch die Chance ergriffen und die Entscheidung getroffen, es zu probieren, und das allein kann reichen, um Ihr Selbstbewusstsein zu füttern. Selbstsichere Menschen haben eine andere Lebenseinstellung als Leute, die sich als zweitklassig einstufen.

Wenn Sie einer selbstbewussten Person begegnen, vergessen Sie nicht, dass sie gelernt hat, so zu sein. Negativ eingestellte Menschen neigen zu der Auffassung, Selbstbewusstsein sei ein Geschenk, das einem in die Wiege gelegt wird, und sie selbst seien leer ausgegangen. Zugegeben: Eltern, die einen bedingungslos unterstützen, können beispielsweise zu einem guten Lebensstart beitragen, aber auch das ist keine Garantie für den festen Glauben an sich selbst. Die einzige Methode, genügend Selbstbewusstsein zu entwickeln, um an sich selbst zu glauben, besteht darin, alle negativen Überzeugungen, die Ihnen im Weg stehen, zu erkennen und auszumerzen – etwas, was nur Sie allein tun können! Seien Sie klug: Nehmen Sie diese Aufgabe extrem ernst und kümmern Sie sich sofort darum. Je schneller Sie sich von Ihren negativen Überzeugungen trennen, umso schneller kann sich das gesteigerte Selbstbewusstsein breitmachen, das Sie für die Verfolgung Ihrer Ziele benötigen. Fangen Sie auf der Stelle an, indem Sie die Stimme Ihres inneren Kritikers erkennen.

Tipp:

Was wir über uns selbst denken, bewahrheitet sich in der Regel, weil wir damit immer eine sich selbst erfüllende Prophezeiung entstehen lassen. Wenn Sie Ihren Wert unterschätzen und darauf warten, sich minderwertig zu fühlen, wird das Ihre Realität sein. Schätzen Sie Ihren Wert und Ihr Urteilsvermögen dagegen hoch ein, werden Sie sich souverän und selbstsicher fühlen.

Denken Sie an eine Situation oder einen Bereich Ihres Lebens, in dem Sie wenig Selbstbewusstsein haben. Warum ist das so? Ihre Antworten werden alle möglichen „Beweise" zutage fördern, die „keinen Zweifel lassen", dass Sie eine Niete sind, unfähig, immer alles vermasseln, keine Verantwortung übernehmen können oder was auch immer.

Fordern Sie diese Einstellung heraus, indem Sie jetzt an Situationen denken, in denen Sie sehr wohl die Qualitäten gezeigt haben, von denen Sie glauben, sie würden Ihnen fehlen. Sammeln Sie so viele „Beweise" wie möglich zur Entkräftung Ihrer negativen Überzeugungen und schreiben Sie sie auf.

Fragen Sie Menschen, die Sie lieben, warum sie Sie lieben. Fragen Sie Ihre engsten Freunde, was sie in Ihnen sehen. Sie werden verblüfft sein über das, was Sie zu hören bekommen. Vermutlich haben Sie längst angefangen, Ihre persönlichen Stärken und Begabungen für selbstverständlich zu halten. Hören Sie auf damit! Setzen Sie die positive Meinung anderer mit auf Ihre immer länger werdende Liste mit Beweisen, die Ihren Wert und Ihre Fähigkeiten unterstreichen.

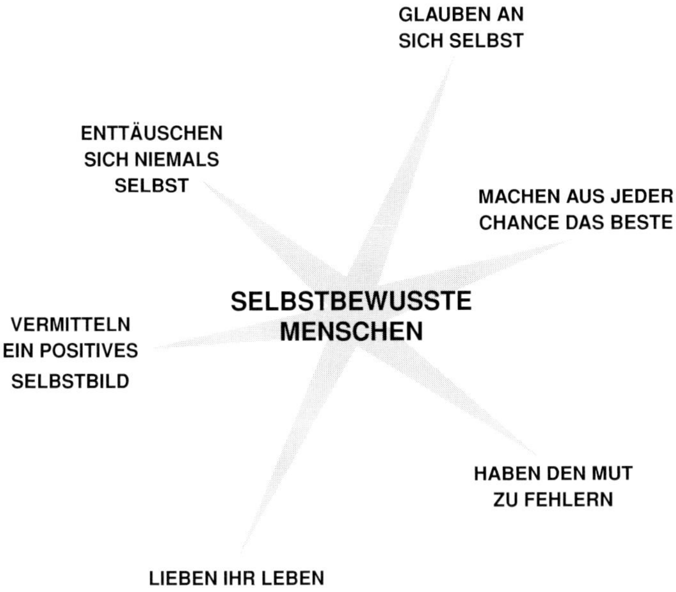
GLAUBEN AN SICH SELBST
ENTTÄUSCHEN SICH NIEMALS SELBST
MACHEN AUS JEDER CHANCE DAS BESTE
SELBSTBEWUSSTE MENSCHEN
VERMITTELN EIN POSITIVES SELBSTBILD
HABEN DEN MUT ZU FEHLERN
LIEBEN IHR LEBEN

Selbstbewusste Menschen

Der innere Kritiker

Sie denken vielleicht oft, alles wäre leichter, wenn ein bestimmter Mensch Sie nicht so oft kritisieren würde, und natürlich stimmt es, dass wir alle aufblühen, wenn man uns mit Wertschätzung und positivem Feedback verwöhnt. Doch unser schlimmster Kritiker ist nie eine andere Person – das sind immer wir selbst. Erinnern Sie sich an eine Situation, als jemand Sie kritisierte und Sie wussten, dass die Kritik vollkommen unbegründet war. Damals perlte die negative Beurteilung wie Wasser an Ihnen ab. Die negativen Kommentare anderer setzen uns nämlich immer nur dann zu, wenn wir – oft nur für einen kurzen Moment – glauben, dass das, was diese Leute sagen, wahr sein könnte.

Schließen Sie ein paar Minuten lang Ihre Augen. Hören Sie auf das Geplapper in Ihrem Kopf. Tagein, tagaus, Stunde um Stunde, egal ob wir wach sind oder schlafen – unsere Gedanken kommen nie zur Ruhe. Wir sind ständig damit beschäftigt, zu beobachten, zu denken, Urteile zu fällen, innere Dialoge zu führen. Sie reden ununterbrochen mit sich selbst und bedienen sich dabei unterschiedlicher Stimmen. Eine Stimme ist heiter, optimistisch und macht Mut („Weiter so, Mädchen!“), während eine andere nur Kritik, Schuldzuweisungen und niederschmetternde Kommentare für Sie übrig hat („Du bist absolut unfähig. Hast die Sache schon wieder vermasselt. Wirst Du das denn nie hinkriegen?“). Psychologen sprechen vom Phänomen des inneren Kritikers.

Bei uns allen meldet sich der innere Kritiker regelmäßig zu Wort. Eine Auswahl seiner destruktiven Kommentare: „Du bist zu rein gar nichts zu gebrauchen“, „Ich hasse dich“, „Du bist so dumm/faul/jämmerlich/wertlos“, „Du wirst nie selbstbewusst werden“, „Du bist nichts weiter als ein Verlierer“, „Du wirst niemals gut genug sein“ … Die Stimme wählt aus dem persönlichen Repertoire an Kritik, die Sie in der Vergangenheit gehört und für wahr befunden haben. Merken Sie, wie die Stimme in einem Ton zu Ihnen spricht, den Sie aus Ihrer Kindheit kennen. Wenn Sie sich ihr aussetzen und der kritischen Stimme Gehör schenken, werden Sie nie an Selbstbewusstsein gewinnen. Wenn Sie jedoch ihre Macht anfechten und die negative nach und nach durch eine positive Stimme ersetzen, bricht sich Ihr neues Selbstbewusstsein schon bald seine Bahn.

ÜBUNG:

Den inneren Kritiker ausschalten

- Horchen Sie bewusst auf Ihren inneren Kritiker.
- Immer wenn Selbstzweifel in Ihnen aufsteigen, versuchen Sie, sich an Ihren letzten Gedanken zu erinnern. Was hat Ihr innerer Kritiker zu Ihnen gesagt?
- Fragen Sie sich, ob Ihre kritischen Einwürfe wirklich begründet sind. Sie werden feststellen, dass sie es zu 99 Prozent nicht sind.
- Sitzen Sie nicht länger kritischen Gedanken auf, die Ihr Selbstbewusstsein sabotieren.
- Schalten Sie den inneren Kritiker aus, indem Sie negative durch positive Überzeugungen ersetzen, die Ihr Selbstbewusstsein stärken. Zum Beispiel:

INNERER KRITIKER	POSITIVE ÜBERZEUGUNG
„Ich mag mich nicht.“	„Ich mag mich.“
„Ich mache mich mies.“	„Ich akzeptiere mich.“
„Ich kann das nicht.“	„Ich kann das.“
„Ich bin jämmerlich.“	„Ich bin wertvoll.“
„Ich verdiene nichts.“	„Ich verdiene nur das Beste.“

Praktizieren Sie diese Übung häufig und schicken Sie Ihren inneren Kritiker in Pension! Je weniger Sie seine destruktiven Sätze glauben, umso mehr verstummt seine Stimme mit der Zeit. Ersetzen Sie sie durch eine positive Stimme, die Ihren Mut fördert und Ihnen Unterstützung bietet, damit Sie schon bald zu den selbstbewussten Menschen gehören, die gelernt haben, an sich zu glauben.

AUSZEIT:

Diese Übung entspannt Ihre Augen. Außerdem werden Intuition und Vorstellungsvermögen stimuliert.

- Sitzen Sie bequem in einem Stuhl und machen Sie einige langsame, tiefe Atemzüge.
- Langsam das Kinn zur Brust sinken lassen.
- Schultern senken und entspannen.
- Ihre Händen ruhen auf Ihren Oberschenkeln.
- Schließen Sie nun Ihre Augen und richten Sie Ihren inneren Blick auf das dritte Auge. Es befindet sich zwischen Ihren Augenbrauen und ist der Sitz der Intuition.
- Ausatmen und den Blick lösen.
- Einatmen und erneut den Blick auf das dritte Auge richten.
- Diesen Vorgang siebenmal wiederholen.

Schärfen Sie Ihr Bewusstsein für intuitive Empfindungen oder intensive Wahrnehmungen, die Sie eventuell im Anschluss an diese Übung haben werden.

Go for your dreams!

Mich faszinieren seit jeher Menschen, die über die Charakterstärke und Willenskraft verfügen, scheinbar unbezwingbare Hindernisse zu überwinden. Deshalb war ich ein so großer Fan der britischen Reality-Show *Operatunity*, in der Menschen wie du und ich zu Opernsängern gemacht wurden. Obwohl ich normalerweise schnell das Interesse an Reality-Shows verliere, fesselte mich diese Show sehr, denn eine der Teilnehmerinnen war eine blinde Mutter von drei Kindern mit der Stimme eines Engels.

Denise Leigh hatte kein leichtes Leben gehabt und viele persönliche Herausforderungen meistern müssen, bevor sie Siegerin der Show wurde. Ihr Hauptgewinn war die einmalige Chance, in einer im Fernsehen übertragenen Aufführung von Verdis *Rigoletto* am London Coliseum, der Heimat der englischen Nationaloper, die Hauptrolle der Gilda zu singen. Selbstbewusst, mutig und eine echte Diva trotz ihrer vielen Schwierigkeiten im Alltag, ging von Denise eine unglaubliche Inspiration aus. Sie brauchte 42 Tage, um die Partitur einzustudieren, ein paar Tage weniger als Verdi gebraucht hatte, um sie zu schreiben. Hinzu kam die Aufgabe, auf der Bühne zurechtzukommen, sich zu bewegen und zu reagieren, als wäre sie nicht blind. Doch nichts hielt sie zurück. Sie hatte ihren Wunsch, im Coliseum zu singen, über viele Jahre hinweg, in denen sie sich um ihre Familie gekümmert hatte, lebendig gehalten, und als die Gelegenheit an ihre Tür klopfte, machte sie auf. Denise besaß alle Eigenschaften eines Menschen mit stabilem Selbstvertrauen. Sie war entschlossen, *der Vielzahl an Hindernissen zum Trotz* ihre Träume zu realisieren. Über die Jahre blieb sie entschlossen, sie war auf ihr Ziel fokussiert, ihrem musikalischen Talent verpflichtet, hatte keine Angst vor dem Risiko und konnte so geduldig abwarten, bis ihre große Stunde schlug.

Vielleicht sind auch Ihre Träume gar nicht so weit hergeholt, wie Sie glauben. Visualisieren Sie Ihre Umsetzung und holen Sie sie damit näher an die Realität. Was immer Sie sich zutrauen, können Sie schaffen, und sollte Sie zwischendurch der Mut verlassen und der alten Negativität Platz zu machen drohen, denken Sie an die unglaubliche Kraft von Denise Leigh, die gearbeitet und gewartet und dabei nie den Glauben an sich selbst verloren hat. Das ist die Art und Weise, wie Sie Ihre Träume verwirklichen können.

25 Tipps für mehr Selbstvertrauen

1. Lächeln Sie!
2. Erwarten Sie immer nur das Beste.
3. Sagen Sie, was Sie denken.
4. Knüpfen Sie Netzwerke, damit andere Notiz von Ihnen nehmen.
5. Halten Sie Ausschau nach dem Silberstreif am Horizont.
6. Lernen Sie etwas Neues. Verlassen Sie Ihre Komfortzone und erkennen Sie, wozu Sie imstande sind.
7. Brechen Sie mit einer alten Gewohnheit, die nicht mehr zu Ihnen passt.
8. Bewahren Sie Ihren Sinn für Humor.
9. Finden Sie die Zeit für regelmäßige Treffen mit Ihren Freunden.
10. Gönnen Sie sich regelmäßige Auszeiten, denn Sie sind es wert!
11. Feiern Sie Teilerfolge, statt die Erreichung Ihrer Ziele immer wieder hinauszuschieben.
12. Verbringen Sie Zeit mit jemandem, der Sie positiv beeinflusst.
13. Machen Sie sich bewusst, dass alles vorbeigeht – auch die schlechten Zeiten.
14. Bleiben Sie am Ball, geben Sie sich selbst nie auf.
15. Sehen Sie die Dinge in der richtigen Relation. Machen Sie sich nicht wegen Kleinigkeiten verrückt.
16. Kaufen Sie sich ein tolles Paar Schuhe. Planen Sie einen besonderen Anlass, zu dem Sie sie tragen werden.
17. Tun Sie den ersten Schritt zur Verwirklichung eines Ihrer Ziele.
18. Wiederholen Sie das Mantra „Ich verdiene nur das Beste“. Was selbstverständlich stimmt!

19. Tun Sie etwas für Ihre Fitness – Sie werden sich wie neugeboren fühlen! Schon ein Spaziergang hilft.
20. Besinnen Sie sich auf Ihre Stärken und zeigen Sie sie.
21. Gehen Sie ein Risiko ein – Sie wissen, dass Sie es wollen.
22. Verschieben Sie keine wichtigen Dinge.
23. Vergleichen Sie sich nicht mit anderen. Sie sind einzigartig!
24. Trennen Sie sich von nicht zu Ende geführten Projekten, die Sie belasten.
25. Glauben Sie daran, dass Ihre Träume wahr werden, denn dann werden sie wahr.

Lieben Sie Ihr Leben

Selbstbewusste Menschen lieben das Leben, strotzen vor Enthusiasmus und haben eine positive Erwartungshaltung. Das heißt nicht, dass sie nie harte Zeiten oder Rückschläge verkraften müssten, sondern nur, dass sie sich in schwierigen Situationen auf ihren Optimismus, ihr Gottvertrauen und ihren „Auftrieb“ verlassen können, der sie vor dem Untergehen bewahrt. Das Leben zu lieben bedeutet, die Tiefen genauso zu schätzen wie die Höhen. Klingt verrückt? Vielleicht, aber es ist die vernünftigste Art, damit umzugehen. In jedem Leben gibt es Talsohlen und der Trick besteht darin zu lernen, wie man sie ohne allzu große Blessuren übersteht. Jedes Mal, wenn Sie eine Herausforderung meistern, gewinnen Sie dadurch an Stärke und Selbstbewusstsein. Denken Sie an schwierige Umstände zurück, als Sie Durchhaltevermögen, Geduld, Toleranz oder eine andere Qualität an den Tag legen mussten. Danach waren ihre Selbstachtung und ihr Selbstrespekt doch sicher gewachsen, nicht wahr? Aber warum auf die Krise warten? Menschen mit gutem Selbstvertrauen erkennen, dass das Leben ständig wertvolle Lektionen bietet. Je schneller Sie sie begreifen, umso schneller kommen Sie voran und nach oben. Um alle Umstände als Win-win-Situationen zu interpretieren, müssen Sie nur ein klein wenig an Ihrer Einstellung drehen. Wenn Sie es schaffen, an das ultimativ Gute des Universums zu glauben, sind Sie in der Lage, auch aus auf den ersten Blick widrigen Situationen einen Nutzen zu ziehen.

Als ich als Trauertherapeutin arbeitete, traf ich Menschen, die sich an einem absoluten Tiefpunkt ihres Lebens befanden. Der Verlust eines geliebten Menschen zählt mit Sicherheit zu den größten Herausforderungen, die das Leben uns zumutet. Umso mehr empfand ich es als Privileg, Zeugin der Stärke und Beharrlichkeit meiner Klienten zu werden. Wir alle können zu wahrer Größe auflaufen, wenn wir lernen, *alle Aspekte unseres Lebens* zu lieben und zu würdigen. Alles geschieht aus einem Grund, auch wenn sich uns dieser nicht sofort erschließt. Wichtig ist, dass Sie sich *auch und gerade in schwierigen Zeiten* Ihren Glauben an das Gute des Universums bewahren. Stellen Sie sich Ihr Leben als ein Trainingsseminar vor, bei dem Sie jeden Tag eine bestimmte Lektion lernen. Warum nicht einen philosophischen Standpunkt pflegen, statt zu jammern und zu schimpfen, wie kompliziert alles ist und wie unfair das Leben Sie mal wieder behandelt? Halten Sie Ausschau nach der versteckten Bedeutung hinter allen Dingen, suchen Sie nach der Lektion, lernen Sie sie und dann ziehen Sie weiter. Indem Sie Ihren Selbstbewusstseinsspeicher auffüllen, schaffen Sie eine Reserve, auf die Sie bei Bedarf jederzeit zurückgreifen können. Vertrauen Sie auf die Kraft des Lebens und finden Sie Sinn und Bedeutung in allem, was Ihnen widerfährt. Lieben Sie Ihr Leben und es wird sich revanchieren, indem es Ihnen die Zauberqualität schenkt, die wir Selbstvertrauen nennen.

Vermitteln Sie ein positives Selbstbild

Was für eine Art Mensch sind Sie Ihrer Meinung nach? Wenn ich Sie bitten würde, zehn Adjektive zur Beschreibung Ihrer Persönlichkeit aufzulisten, welche wären das? Schreiben Sie sie auf und sehen Sie, was Ihnen einfällt. Sind Sie kreativ, freundlich, gütig, tolerant, geschickt, talentiert, sensibel, eloquent und intelligent? Oder würden Sie sich als langweilig, faul, ängstlich, unruhig, schüchtern, kontrollierend, passiv, negativ und unbegabt bezeichnen? Sicher enthält Ihre Liste positive und negative Merkmale. Die Worte, mit denen Sie sich beschreiben, ergeben Ihr Selbstbild – die Art und Weise, wie Sie sich dem Rest der Welt präsentieren. Erzeugen Sie den richtigen Eindruck? Ist Ihr

Selbstbild positiv und bestimmt, spüren andere Ihre Klarheit und Ihr Selbstvertrauen und reagieren mit dem Respekt, den Sie verdienen. Ist Ihr Selbstbild überwiegend negativ, machen Sie auf andere einen unsicheren, wenig selbstbewussten Eindruck, und leider beeinflusst das auch die Art und Weise, wie man Sie behandelt.

Streichen Sie alle negativen Merkmale auf Ihrer Liste. Stellen Sie eine Liste mit ausschließlich positiven Eigenschaften auf und fangen Sie an, sie auf Ihr Leben zu projizieren. Leben Sie diese Qualitäten und werden Sie so eins mit ihnen! Verändern Sie Ihr Selbstbild, indem Sie sich selbst verändern. Nehmen Sie alle negativen Merkmale auf Ihrer Liste und verhalten Sie sich, als träfe das Gegenteil zu. Wenn Sie glauben, langweilig zu sein, verhalten Sie sich, als wären Sie faszinierend! Sie erinnern sich: Täuschen Sie es vor, bis es echt wird! Und glauben Sie mir: Es wird schon bald echt, denn je mehr Sie Ihr neues Selbstbild projizieren, umso mehr verschmelzen Sie mit ihm. Machen Sie nie den Fehler, sich selbst gering zu schätzen – Sie sind unendlich viel mehr, als Sie zu sein glauben. Immer wenn Sie sich selbst schlecht machen, enttäuschen Sie sich und verstärken Ihre negativen Überzeugungen. Stattdessen sollten Sie Ihr Bestes geben und der Welt zeigen, aus welchem Stoff Sie wirklich sind! Sie werden es nicht bereuen, denn dank Ihres neu gewonnenen Selbstvertrauens werden Sie schon bald neue positive und vibrierende Energien und Einflüsse anziehen – indem Sie beispielsweise alte Zöpfe abschneiden, neue interessante und kreative Leute treffen, neuen Appetit auf das Leben bekommen. Worauf warten Sie noch? Streichen Sie jene Aspekte Ihres Selbstbilds, mit denen Sie nichts mehr anfangen, können. Das können Sie, denn sie sind allein auf Ihrem Mist gewachsen – vergessen Sie das nicht. In jeder unsicheren Person steckt ein selbstbewusstes und bestimmtes Individuum, das seinem Gefängnis verzweifelt entfliehen möchte. *Lassen Sie es heraus*, indem Sie anfangen, ein positives Selbstbild zu entwickeln und zu vermitteln.

TIPP:

Enten schwimmen im Wasser, ohne nass zu werden. Daher die englische Redewendung: „Das ist wie Wasser, das vom Rücken einer Ente abperlt." Die Ente lebt im Wasser, wird aber nicht von ihm beeinträchtigt. So sollten auch Sie Ihr Leben leben. Wenn Sie das, was um Sie herum geschieht, zu stark beeinflusst und ablenkt, hat das negative Konsequenzen auf Ihr Selbstvertrauen und Ihre Sicht der Zukunft.

- Das nächste Mal, wenn etwas Sie emotional stark mitnimmt, fragen Sie sich: „Warum erlaube ich, dass mir das so zusetzt?"
- Stellen Sie sich nun eine Ente vor, die auf einem Teich schwimmt, während die Wassertropfen von ihrem Federkleid abperlen. Genauso können Sie negative Einflüsse in Ihrem Leben von sich abperlen lassen.
- Visualisieren Sie die Ente und sagen Sie sich: „Das ist wie Wasser, das an mir abperlt."

Kultivieren Sie ein Bild von sich selbst als eine Person, die souverän und ausgeglichen ist und der das Loslassen leichtfällt. Eine Person, die sich nicht wegen Kleinigkeiten verrückt macht und der so schnell nichts zusetzt. Die die Dinge nimmt, wie sie kommen, und das Selbstvertrauen besitzt zu wissen, dass nichts und niemand sie von ihrem Lebenskurs abbringen kann.
Nachdem Sie diese Übung einige Male durchgeführt haben, genügt das Bild der Ente, um Sie ruhig und zentriert zu machen – und ein Lächeln auf Ihre Lippen zu zaubern!

AUSZEIT:

FÜNF-MINUTEN-ENTSPANNUNG

Machen Sie es sich bequem und entspannen Sie sich vollkommen.

- Denken Sie an eine Situation zurück, in der Sie sich selbst im Stich gelassen haben. Welche negativen Aspekte gewannen damals die Oberhand? Steigern Sie sich in keine Selbstkritik hinein – bleiben Sie distanziert und realistisch.
- Mit dieser Distanziertheit überlegen Sie nun, wie Sie sich selbst damals hätten besser unterstützen können. Welche positiven Qualitäten hätten Sie projizieren müssen?
- Schließen Sie nun Ihre Augen und verlangsamen Sie Ihre Atmung. Sobald Sie sich körperlich und mental entspannt fühlen, beginnen Sie folgende Visualisierung:
  Stellen Sie sich vor, Sie würden sämtliche positive Eigenschaften besitzen, die Sie benötigen, um sich in jedweder Situation zu behaupten. Sehen Sie vor Ihrem geistigen Auge, wie Sie nacheinander jede dieser Qualitäten in die Welt projizieren. Wie fühlt es sich konkret an, selbstbewusst, entschlossen, kompetent, intelligent, kreativ etc. zu sein?
- Denken Sie nun wieder an Ihre ursprüngliche Situation zurück. Sehen und fühlen Sie die positiven Aspekte Ihres Selbstbilds, die es Ihnen ermöglicht hätten, sich unter den damaligen Umständen zu behaupten. Verschmelzen Sie mit diesen positiven Aspekten und erspüren Sie, wie es sich anfühlt, entschlossen und kreativ mit der Situation umzugehen.
- Sobald Sie bereit sind, öffnen Sie Ihre Augen und kehren in den Raum zurück.

Nun wissen Sie, wie Sie die Gefühle, die mit Ihrem positiven Selbstbild Hand in Hand gehen, aufrufen und auf verschiedene Szenarien Ihres realen Lebens übertragen können. Das nächste Mal, wenn Sie mit einer ähnlichen Situation konfrontiert werden, wissen Sie, dass Sie sich nicht im Stich lassen müssen, weil Sie über genügend Selbstvertrauen verfügen.

Gut aussehen und sich gut fühlen

Make-up und die richtige Frisur allein machen eine Frau meiner Meinung nach nicht schön. Die strahlendste Frau im Raum ist immer die mit der meisten Vitalität und Erfahrung.

SHARON STONE

Ich weiß, Sie wünschen sich wahrscheinlich, Ihre Beine wären länger, Ihr Po kleiner, Ihre Augen größer, Ihre Nase gerader … Doch beginnen wir dieses Kapitel mit einem positiven Ausblick! Sie sind motiviert, zuversichtlich und fokussiert und haben nicht die Absicht, in irgendeinem Bereich Ihres Lebens das Opfer zu spielen – auch nicht, was Ihr Aussehen betrifft. Ich habe noch nie eine Frau getroffen, die mit ihrem Aussehen absolut zufrieden gewesen wäre. Akzeptieren Sie, dass das die Norm in unserer Gesellschaft ist, grübeln Sie nicht lange darüber nach, sondern machen Sie das Beste aus dem, was Sie haben.

Der funkelnde Glamour der Medienwelt kann unser Selbstbild auf perfide Weise untergraben. Obwohl wir wissen, dass die Fotos hinreißender junger Models bis zur Perfektion retuschiert wurden, verleiten sie uns doch zu wenig schmeichelhaften Vergleichen mit unserem eigenen Spiegelbild. Filmstars und Prominente haben eine Entourage von Stylisten, Frisören, Modeberatern etc., die sich vor jedem öffentlichen Auftritt um sie kümmern, woraus sich ihr fabelhaftes Aussehen erklärt. Sobald ihr jugendlich-strahlender Look zu bröckeln beginnt, werden die Hollywood-Stars oft von der Presse torpediert, als sei es ein Verbrechen, älter zu werden und dies nicht zu verbergen. In einem bekannten britischen Boulevardblatt war ein hässliches Foto von Melanie Griffith zu sehen, mit dem Kommentar „Melanies Kampf um ewige Jugend und der Preis, den sie dafür zahlt“. Zu viele Botox-Spritzen und Krähenfüße – Letztere sind unvermeidbar bei Menschen über 40 – bewirkten, dass Melanie so alt aussah, wie sie tatsächlich ist. Eine Schauspielerin, die ihr Aussehen inzwischen so deprimiert, dass sie in Bezug auf ihren jüngeren Ehemann Antonio Banderas sagt: „Er weiß, was ich geworden bin: alt und hässlich“, kann uns nur leid tun.

Bestimmt ist Ihnen auch aufgefallen, wie viele im Rampenlicht stehende Frauen etliche Kilos abnehmen, sobald sie erst richtig bekannt werden. Erinnern Sie sich an die Spice Girls und ihre „Girl-Power“-Botschaft? Mel C sagt, als sie zu der Band kam, sei ihr Gewicht „normal“ gewesen. „Ich war Tänzerin und achtete auf meinen Körper, aber ich hatte nie eine Essstörung.“ Bis einer der Drahtzieher im Hintergrund der Band zu ihr sagte: „Mit deinen dicken Oberschenkeln wirst du nie einen Rückwärtssalto machen.“ Das gab den Ausschlag für Mel C. Sie wusste, sie würde im Fernsehen sein, und sie wusste, dass man im Fernsehen immer dicker aussieht als in Wirklichkeit. Ab diesem Zeitpunkt aß sie nicht mehr richtig und trainierte wie besessen. Im Rückblick sagt sie: „Woran ich mich hauptsächlich erinnere, ist, dass ich immer hungrig war.“ Heute ist sie glücklich mit ihrem Normalgewicht. Übrigens haben drei der fünf Spice Girls zugegeben, unter Essstörungen gelitten zu haben – von Girl Power kann also keine Rede sein, eher von „no Power“.

Atomic-Kitten-Frontfrau Natasha Hamilton sorgte vor Kurzem für Empörung bei den Eltern ihrer jungen Fans. Auf die Frage, wie sie nach der Geburt ihres Sohnes so schnell wieder in Form gekommen sei, lächelte Natasha in die Kameras der Fotografen und sagte: „Das ist einfach. Ich esse einfach nichts. So habe ich es gemacht. Eine schöne Kehrseite kriegt man, indem man nichts isst.“ Wie es scheint, sieht Natasha – ihr Hinterteil wurde zum schönsten des Jahres gewählt – zwar gut aus, fühlt sich aber nicht gut.

Wir sind nur so attraktiv, wie wir uns fühlen

Wann haben Sie sich persönlich am schönsten gefühlt? Gut möglich, dass es ein Abend war, an dem Sie frisch vom Frisör kamen und Ihre Designerrobe genau richtig für den Anlass war. Das Gefühl, gut auszusehen, hebt natürlich unser Selbstbewusstsein und Wohlbefinden. Aber vergessen Sie nicht die

Male, an denen Sie sich wunderschön fühlten, *obwohl* ihre Frisur überhaupt nicht saß. Das führt uns etwas Wichtiges vor Augen: Wir sind immer nur so attraktiv, wie wir uns innerlich fühlen. Zu den Situationen, als ich mich wunderschön fühlte, zählten die drei Male kurz nach der Geburt meiner Kinder, als von Glamour sicher keine Rede sein konnte, dafür aber umso mehr von Liebe und Euphorie. Es kann auch sein, dass ich aus dem Fitnesscenter komme und die Endorphine durch meinen Körper rauschen und ich mich großartig fühle, obwohl ich verschwitzt bin und meine Haare in alle Himmelsrichtungen abstehen.

Die Wahrheit ist, dass wir uns immer in Top-Form *fühlen* wollen, und dazu kann zwar gehören, dass wir top aussehen, aber *es ist keine Voraussetzung*. Wenn Sie vor Gesundheit und Vitalität strotzen, ist Ihre Aura mit positiver Energie aufgeladen und bewirkt, dass Sie wie das blühende Leben aussehen und sich genauso fühlen.

Das Bridget-Jones-Syndrom

Symptome dieses unglückseligen Syndroms, unter dem laut einer aktuellen Umfrage die Mehrzahl aller Frauen leidet, sind unter anderem eine Unzufriedenheit mit dem eigenen Körper und die übertriebene Beschäftigung mit dem Aussehen. Von den 5.000 befragten Frauen gaben 90 Prozent zu, das Aussehen ihres Körpers würde sie „deprimieren", und eine von zehn gestand, „permanent auf Diät" zu sein.

Heißt das, wir sind seicht und auf Oberflächlichkeiten fixiert? Besessen von den Details unseres Körpers? Bleiben wir realistisch: Wir wollen in allen Bereichen unseres Lebens unser Bestes geben, und warum sollte das falsch sein? Wir wollen unser Leben lieben, es soll einen Sinn haben, wir wollen unsere Ziele verfolgen und bei alldem obendrein super aussehen! Wie immer müssen wir uns auch hier um einen ausgewogenen Ansatz bemühen. Sie kennen inzwischen die Strategien, sich das zu holen, was Sie wollen, statt sich in die Rolle des Opfers drängen zu lassen. Dieselben Strategien können Sie anwenden, um nicht länger Opfer und Sklave übersteigerter und unmöglicher Erwartungen an sich selbst zu sein. Wenn Sie Ihre Zeit damit verbringen, sich mit blutjungen, langbeinigen Models zu vergleichen, werden Sie immer unglücklich sein. Auch wenn Sie klein sind, aber lieber groß wären, lange Gliedmaßen haben, aber lieber zierlich wären, vergeuden Sie Ihr Wunschpotenzial. Erkennen Sie, was Sie ändern – können und was nicht, finden Sie sich ab mit dem, was Sie nicht verändern können, und nehmen Sie das in Angriff, was Sie beeinflussen können. Machen Sie eine Bestandsaufnahme und richten Sie Ihre Wünsche auf Dinge, die erreichbar sind. Erinnern Sie sich, welch großartiger Motor Wünsche sein können? Setzen Sie sie daher intelligent ein. Ach, und was die Dinge betrifft, die Sie nicht ändern können: nehmen Sie sich vor, das Beste aus ihnen zu machen. Ihnen verdanken Sie, dass Sie ungewöhnlich, etwas Besonderes, einzigartig sind. Warum sollten Sie sie also nicht in den Vordergrund rücken?

TIPP:

Moderne Make-up-Techniken und Hightech-Kosmetik erlauben es uns, das Beste aus unserem Typ zu machen. Wenn Sie glauben, dass Ihre Augen zu eng zusammenstehen, Ihre Lippen zu schmal sind, Ihre Haut zu fleckig ist ...

- Lassen Sie sich von einem Profi schminken, zum Beispiel in der Kosmetikabteilung großer Warenhäuser, und lernen Sie Tricks, wie Sie Ihre Schwachpunkte kaschieren und Ihre Pluspunkte unterstreichen können. Nehmen Sie sich die Zeit herauszufinden, wie Sie das Beste aus Ihrem Typ machen und welche Kosmetikprodukte besonders gut zu Ihnen passen.
- Verabreden Sie einen Termin bei einem wirklich guten Frisör, auch wenn er etwas teurer ist. Sehen Sie genau zu, wie er Ihre Haare fönt, um es zu Hause nachmachen zu können. Lassen Sie sich beraten, welche Pflegeprodukte für Ihre Haare infrage kommen.
- Vielleicht ist Schwarz nicht die kleidsamste Farbe für Sie! Wenden Sie sich an Fachleute, wenn Sie wissen wollen, was Ihnen am besten steht. Imageexperten und Farb- und Stilberater zeigen Ihnen neue Möglichkeiten auf. Probieren Sie sie aus, wenn Sie Lust auf Veränderung haben.

- Legen Sie Wert darauf, dass Ihr Look tatsächlich zu Ihnen passt. Kaufen Sie nichts, nur weil es modisch ist oder an anderen gut aussieht. Entwickeln Sie Ihren eigenen Stil, unterstreichen Sie Ihre Individualität und Ihre persönliche Note.
- Genießen Sie es ruhig, Hochglanzmagazine durchzublättern und sich über Modetrends zu informieren, aber vergessen Sie nicht, dass Sie es mit einer künstlichen Glamourwelt zu tun haben. Nur wenn Sie den Glitzer nicht zu ernst nehmen, haben Sie Spaß am Kauf neuer Kleider und Kosmetikprodukte, ohne sich eingeschüchtert zu fühlen.
- Genießen Sie das Spiel mit Mode und Schönheit und versuchen Sie, sich öfter neu zu erfinden. Ihr Look ist jeder Look, der Ihnen gefällt! Scheuen Sie keine Experimente, wenn Sie Lust auf Veränderung haben.

Achten Sie auf sich

Ich brauche Ihnen nicht zu erzählen, dass Sie auf sich achten müssen, um gut auszusehen und sich ebenso zu fühlen. In Magazinen, Tageszeitungen und Fernsehsendungen wimmelt es nur so von Ratschlägen, wie man das Beste aus seinem Typ macht. Von daher wissen Sie theoretisch alles über vernünftige Ernährung, ausreichende Flüssigkeitszufuhr, regelmäßigen Sport und genügend Schlaf. *Aber wie sieht die Praxis aus?*

Wenn wir uns niedergeschlagen fühlen oder schlechte Laune haben, fällt es uns oft besonders schwer, das zu tun, was gut für uns ist. Vom Verstand her wissen wir, dass uns ein Spaziergang oder ein Besuch im Fitnessstudio aufheitern (die Produktion von Endorphinen anregen, unseren Selbstrespekt und die Zufriedenheit mit unserem Körper fördern) würde. Trotzdem ist uns mehr danach zumute, es uns mit einem Glas Wein auf dem Sofa gemütlich zu machen. Und wenn Ihre Stimmung so ist, sollten Sie das auch tun. Es bringt nichts, wenn Sie bei solchen Gelegenheiten auf Ihren inneren Kritiker hören („Was für ein faules Ei du doch bist! Denk bloß an die Kalorien in dem Wein. Warum bringst du deinen Hintern nicht vom Sofa hoch?“). Wenn Ihnen alles zu viel wird, sitzen Sie Ihr Tief einfach aus und warten Sie, bis Ihre Motivation zurückkehrt. Ich weiß zu gut, wie hart meine Klienten mit sich und ihren Fitnessbemühungen ins Gericht gehen, und rate grundsätzlich zu einer weniger verkrampften Einstellung. Sie können sich nicht gegen Ihren Willen zwingen, eine bestimmte Routine einzuhalten – egal wie gesund und richtig sie für Sie sein mag. Nur Ihre Motivation und Ihr Fokus sorgen dafür, dass Sie in Bewegung bleiben.

Anna Wintour, Herausgeberin der amerikanischen *Vogue*, ist eine zielstrebige, entschlossene Frau. In einem Fernsehbeitrag über sie war ihr typisches Morgenprogramm zu sehen: 6.30 Uhr aufstehen; 7 Uhr Tennis; 8 Uhr Beauty-Termin für Haare und Make-up; 9 Uhr Fahrt ins Büro mit eigenem Chauffeur; 9.30 Uhr Ankunft im Büro, perfekt gestylt! Und – so kann man annehmen – körperlich frisch und fit. Da habt ihr's, Mädels – ein sicheres Rezept, wie ihr klasse aussehen und euch klasse fühlen könnt! Natürlich verfügt Anna über die nötigen finanziellen Mittel, trotzdem Hut ab vor ihrer Selbstdisziplin! Mal ehrlich: Wären Sie bereit, sich jeden Tag der Woche diesem Programm zu unterwerfen – selbst wenn Sie es sich finanziell leisten könnten?

Erfolgreiche Gewichtskontrolle

Der Markt der Gewichtsreduktionsprodukte boomt. Da es Diätratgeber und Trainingsvideos wie Sand am Meer gibt, steht eine Sache außer Zweifel: Für ein gesundes Körpergewicht müssen wir uns regelmäßig bewegen und auf eine vernünftige, ausgewogene Ernährung achten. Ich bin sicher, Sie wissen, was Sie tun sollten bzw. nicht tun dürfen, um schlank zu bleiben, und vermutlich haben Sie mehr als eine der zahllosen Diäten, die es gibt, am eigenen Leib ausprobiert. Doch trotz der Informationsflut gehören Sie zur Mehrheit derer, die immer noch kämpfen, um ihr Wunschgewicht zu erreichen? Stolze 95 Prozent aller Diäten scheitern laut einer Umfrage von *Psychologie heute*, wenn es um einen dauerhaften Gewichtsverlust geht. Um herauszufinden, warum das so ist, dürfen wir nicht in den engen Grenzen von Kalorientabellen und Diätrezepten denken.

Wenn die Willenskraft in unserem Innern zu schwinden beginnt, ist es nur allzu leicht, nach der Keksdose – oder was immer Ihre liebste Sünde ist – zu greifen und alle Vernunft über Bord zu werfen. Motivation und Willenskraft sind die Schlüssel zu einer erfolgreichen Gewichtskontrolle. Aus der Sportpsychologie ist bekannt, dass mentale Stärke für den Sieg genauso wesentlich ist wie rein körperliche Fähigkeiten. Was auch immer Ihr Ziel ist, um Erfolg zu haben, müssen Sie positiv und optimistisch denken, auf Ihre Ziele konzentriert und flexibel in Ihrem Ansatz bleiben, sich Ihr Engagement und Ihren Sinn für Humor bewahren und sich von Rückschlägen nicht aus der Bahn werfen lassen. Wenn Sie nur selbst daran glauben, können Sie alles erreichen, was Sie sich vornehmen. Haben Sie Vertrauen in Ihre Verpflichtung auf Ihre Gewichtskontrollziele und legen Sie los!

Auszeit

Betrachten Sie sich im Spiegel. Registrieren Sie Reaktionen, Gedanken und Gefühle, die in Ihnen ausgelöst werden.
Blicken Sie tief in Ihre Augen und sagen Sie: „Ich liebe dich." Sagen Sie es noch einmal. Nehmen Sie sich die Zeit, Ihren Körper zu begutachten und für alles dankbar zu sein, was er für Sie tut. Lieben Sie Ihre Hände, lieben Sie Ihre Augen, lieben Sie Ihre Ohren, Ihre Nase ... Würdigen Sie diese fantastische Maschine, die Ihr Körper ist. Erkennen Sie Ihre physische Perfektion, die viel tiefer geht, als Ihr Spiegelbild ahnen lässt.

Ihr persönlicher Gewichtskontrollplan

Dieser einfache Sechs-Punkte-Plan verwendet Techniken, die Ihnen bereits aus Teil eins dieses Buchs bekannt sind. Legen Sie sich eventuell ein separates Notizbuch zu, das Sie als Gewichtskontroll-Tagebuch verwenden.

1. Definieren Sie Ihre Ziele

Sobald Sie Ihre Ziele definiert und *schriftlich fixiert* haben, liegt der erste und wichtigste Schritt zu ihrer Erreichung bereits hinter Ihnen. Die besten Absichtserklärungen sind solche, die klar eingegrenzt und präzise sind. Vage oder schwammig formulierte Ziele erzeugen Verwirrung und verwässern Ihre Vorgehensweise. Nehmen Sie sich genug Zeit, um genau zu überlegen, was Sie konkret erreichen wollen. Wollen Sie eine bestimmte Anzahl an Kilos abnehmen? Versuchen Sie, Ihr momentanes Gewicht zu halten? Möchten Sie Ihre Ernährungsgewohnheiten umstellen? Würden Sie gern eine Kleidergröße weniger haben? Möchten Sie straffere Muskeln und sich insgesamt fitter fühlen? Ergänzen Sie, was Ihnen sonst noch einfällt.

2. Bewahren Sie sich Ihren Fokus

Wenn Sie auf Ihre Ziele konzentriert bleiben, werden diese Vorgaben nach und nach zugänglicher. Holen Sie Ihr neues Ich mithilfe positiver Selbstaussagen in Ihr Leben. Wiederholen Sie eine oder mehrere der folgenden Affirmationen, um auf dem richtigen Weg zu bleiben.

- „Ich sehe gut aus und fühle mich gut."
- „Mit jedem Tag wächst meine Entschiedenheit, meine Ziele zu erreichen."
- „Meine Ernährung ist gesund und tut mir gut."
- „Ich kann meine Ziele leicht erreichen."
- „Ich liebe es zu trainieren; es gibt mir ein großartiges Gefühl."
- „Ich verdiene es, so gut auszusehen und mich so gut zu fühlen wie nur irgend möglich."

Es macht nichts, wenn Sie Mühe haben, diese Aussagen zu glauben. Erinnern Sie sich, dass sie funktionieren, indem sie Ihren negativen Überzeugungen zunächst widersprechen und diese dann allmählich ersetzen. Wenn Sie Ihre Affirmationen oft genug wiederholen, werden sie früher oder später wahr. Achten Sie beim Formulieren eigener Affirmationen darauf, dass sie stets positiv und in der Gegenwartsform gehalten sind. Wenn Sie sagen, dass Sie schlank und gesund *werden*, verlegt das die Realisierung Ihres Ziels in die Zukunft und mindert seine Dringlichkeit. Sagen, singen, denken Sie Ihre Affirmationen, wann immer Sie Gelegenheit dazu haben – im Auto, im Bad, beim Einkaufen –, egal wo. Je öfter Sie sie wiederholen, umso schneller werden sie wahr. Schreiben Sie sie auf Zettel und merken Sie, welche Emotionen sie in Ihnen auslösen. Befestigen Sie die Zettel an verschiedenen Stellen in Ihrer Wohnung, deponieren Sie sie auf Ihrem Schreibtisch oder in Ihrer Handtasche, um sich Ihre Ziele und die Entschlossenheit, mit der Sie sie realisieren möchten, immer wieder vor Augen zu führen. Machen Sie Ihre neuen positiven Gedanken zum Mittelpunkt Ihres Lebens und sehen Sie zu, wie sie wahr werden!

3. Positive mentale Bilder

So wie positive Gedanken bei der Formulierung und Erreichung neuer Ziele helfen, tun das auch die mentalen Bilder, die wir im Kopf tragen. Was wir kontinuierlich vor unserem geistigen Auge sehen, besitzt die unheimliche Fähigkeit, sich in der ein oder anderen Weise zu materialisieren. Wie sehen Sie sich also selbst? Trennen Sie sich auf der Stelle von alten negativen Aspekten Ihres Selbstbilds und stellen Sie sich vor, Sie hätten Ihr Idealgewicht, straffe Muskeln, wären fit und strahlend und vollkommen glücklich mit sich selbst. Es ist eine psychologische Tatsache, dass wir mit der Zeit die Person werden, die wir zu sein glauben. Höchste Zeit, dass Sie positive mentale Bilder auch dazu entwickeln, wie Sie aussehen und sich fühlen. Zögern Sie nicht, sich auf jedwede Weise zu unterstützen, die Sie hilfreich finden. Wenn Sie zum Beispiel ein Foto haben, das Sie 15 Kilo leichter zeigt, hängen Sie es auf, damit haben Sie ständig vor Augen, dass Sie tatsächlich so aussehen können. Oder Sie richten Ihre Aufmerksamkeit auf ein Kleidungsstück, in das Sie hineinpassen möchten. Tun Sie, was immer nötig ist, um Ihr neues positives Selbstbild auf realistische Weise in Ihr Leben zu holen. Ehe Sie es sich versehen, werden Sie besser aussehen denn je!

4. Visualisieren Sie Ihre Ziele

Diese glänzende Technik hebt den vorangegangenen Schritt in eine neue Dimension – mit erstaunlichen Konsequenzen. Während positive Bilder Sie ermuntern und Ihnen Ihre Ziele vor

Augen führen, helfen Visualisierungen, diese Bilder fest in Ihrem Kopf zu *verankern.*

Wählen Sie einen Zeitpunkt, in dem Sie ein paar Minuten Ruhe und Frieden haben. Setzen Sie sich bequem hin und schließen Sie Ihre Augen. Entspannen Sie und versuchen Sie, in Ihrem Kopf einen Actionfilm ablaufen zu lassen. Visualisieren Sie, wie Sie Ihre Ziele verfolgen und dabei Erfolg haben. Rufen Sie sich vor Ihr geistiges Auge, wie großartig Sie aussehen und sich fühlen. Gestalten Sie Ihre Visualisierungen so plastisch, bunt und lebendig wie möglich. Sehen Sie Ihr neues Selbst und fühlen Sie die mit der Realisierung Ihrer Ziele verbundenen Emotionen. Schaffen Sie bewegte Bilder, die die anderen Menschen in Ihrem Leben einbeziehen. Seien Sie kreativ und folgen Sie dem Weg, den Ihre Gefühle vorzeichnen. Beispielsweise könnten Sie sehen oder hören, wie andere Ihnen Komplimente für Ihr Aussehen machen. Halten Sie Ihre Bilder positiv, unterstützend und realistisch. Sie sind jetzt in der Lage, diese Bilder in Sekundenschnelle zu reaktivieren, immer wenn Sie eine freie Minute haben. Üben Sie diese Technik regelmäßig, denn sie verstärkt alle anderen Schritte, die Sie unternehmen.

5. Seien Sie Ihr eigener bester Freund

Sie sind der einzige Mensch, der Ihre Träume realisieren kann. Deshalb sollten Sie Ihr eigener bester Freund werden. Unterstützen und ermuntern Sie sich ohne Unterlass. Seien Sie wachsam für die Art, wie Sie mit sich selbst reden. Ersetzen Sie Selbstkritik durch optimistische, Mut machende Kommentare. Sie können zum Beispiel mit sich selbst darüber sprechen, wie Sie Ihre Ziele systematisch erreichen und wie erfolgreich Sie dabei sind. Eine freundliche „Du-schaffst-es-Aussage" wirkt Wunder für Ihre Entschlossenheit und Willenskraft.

6. Jetzt aber los!

Verknüpfen Sie all Ihre Techniken zu einem Kurzprogramm, das Sie in regelmäßigen Intervallen während des Tages wiederholen. Wählen Sie eine Handvoll Affirmationen und Visualisierungen, die für Ihre Bedürfnisse richtig sind. Legen Sie Wert auf positive und überzeugende innere Dialoge. Umgeben Sie sich mit positiven Gedächtnisstützen (Fotos, gesundes Essen, schriftliche Affirmationen etc.), die Sie fokussiert halten. Und falls Sie zwischendurch straucheln, akzeptieren Sie das und setzen Sie Ihren Weg anschließend unbeirrt fort, statt einen einmaligen Ausrutscher als Ausrede zu verwenden, Ihre Pläne gleich ganz an den Nagel zu hängen.

Überlegen Sie, bevor Sie loslegen, welche Vor- und Nachteile es hat, andere in Ihre Pläne einzuweihen. Wenn Sie glauben, es würde Ihre Motivation verbessern, dann tun Sie es, aber beziehen Sie nur Menschen ein, von denen Sie sicher wissen, dass Sie auf Ihrer Seite sind.

Ich hoffe, Ihre neuen Einsichten fördern Ihre Entschlossenheit und eine neue Zufriedenheit mit Ihrem Körper. Vergessen Sie nicht: Selbstkritik mündet immer in Negativität – deshalb sind positive Affirmationen so wichtig. Gestatten Sie sich hin und wieder eine kleine Sünde, ohne sich mit Selbstvorwürfen zu bestrafen. Sie beugen so Gefühlen der Entbehrung vor, deren Folge oft Hungerattacken und unkontrollierte Essanfälle sind. Mit einer Kombination aus vernünftigen Essgewohnheiten und einer positiven Einstellung können Sie Ihr Idealgewicht erreichen und *langfristig halten*!

Zufrieden mit Ihrem Körper?

Auch wenn es noch so prima läuft mit Ihrem Gewichtskontrollplan und Ihrem Training, kann es sein, dass Sie trotzdem nicht zufrieden sind mit Ihrem Aussehen und damit, wie Sie sich in Ihrem Körper fühlen. Wenn Sie versuchen, jemand zu sein, der Sie absolut nicht sein können, werden Sie Ihre Ziele niemals erreichen. Speziell Frauen – in zunehmendem Maß aber auch Männer – fühlen sich unter immer stärkerem Druck, den gängigen Schönheitsidealen zu entsprechen.

Ihr Gewicht ist nicht allein ausschlaggebend dafür, ob Sie mit Ihrem Körper zufrieden sind oder nicht. Abzunehmen und durchtrainiert zu sein wird für ein positives Selbstbild nicht ausreichen. Viel von Ihrem Aussehen ist genetisch bedingt und ein paar physische Komponenten sind einfach nicht zu ändern –

bleiben Sie also realistisch. Vorsicht: Wenn Sie einem „perfekten“ Gesicht oder Körper nachjagen, werden Sie weder glücklich noch jemals zufrieden mit Ihrem Aussehen sein.

ÜBUNG:

Wie zufrieden sind Sie mit Ihrem Körper?

Beantworten Sie die folgenden Fragen mit „Ja“, „Nein“ oder „manchmal“, um herauszufinden, wie Sie wirklich zu Ihrem Körper stehen.

1. Fühlen Sie sich körperlich stark und robust?
2. Gibt es etwas, das Sie an Ihrem Körper hassen?
3. Würden Sie sagen, dass Sie sich wegen dem, was Sie – essen bzw. nicht essen, verrückt machen?
4. Genießen Sie es zu essen?
5. Wiegen Sie sich öfter als zweimal pro Woche?
6. Glauben Sie, Sie wären glücklicher, wenn Sie abnehmen würden?
7. Schämen Sie sich manchmal wegen Ihres Körpers?
8. Vergleichen Sie sich mit anderen Frauen?
9. Glauben Sie, das Aussehen sei wichtiger als persönliche Qualitäten und Fähigkeiten?
10. Wünschen Sie sich ein positives Selbstbild?

Dieser Test wurde aus meinem Buch *Be Yourself* (vgl. Literaturverzeichnis) übernommen.

Die Tendenz, unser Aussehen zu kritisieren, kommt daher, dass wir uns einbilden, so wie wir sind, „nicht gut genug“ zu sein. Starten Sie eine Umfrage, wie Frauen, die Sie kennen, über ihr Aussehen denken. Sie werden verblüfft sein zu hören, dass Ihre gertenschlanke Freundin über ihre „fetten Oberschenkel“ klagt und Ihre Kollegin mit dem hübschen Gesicht sich über ihre Nase, Haare oder was auch immer aufregt. Verzagen Sie also nicht: Sie sind nicht die Einzige, die in die Falle tappt und ihr Aussehen schlecht macht, weil sie es an unrealistischen Vorbildern misst. Das nächste Mal, wenn Sie anfangen, sich über Ihr Aussehen zu ärgern, treten Sie sofort aus diesem negativen Zyklus heraus. Hören Sie auf mit Ihrer Selbstkritik und konzentrieren Sie sich stattdessen auf Ihre körperlichen Pluspunkte. Verleihen Sie Ihrem individuellen Stil und Ihrer Originalität Ausdruck. Machen Sie nie den Fehler, das Modetheater zu ernst zu nehmen. Schließen Sie Frieden mit Ihrem Aussehen und arbeiten Sie an Ihren positiven Gefühlen sich selbst gegenüber. Wenn Sie Ihr Aussehen mögen, verleiht Ihre innere Zufriedenheit Ihnen das Strahlen echter Schönheit.

Zehn Tipps, wie Sie gut aussehen und sich gut fühlen

1. Lieben und schätzen Sie alle Ihre physischen Merkmale.
2. Legen Sie Wert auf eine aufrechte, stolze Haltung.
3. Lächeln, lächeln, lächeln! Dann fühlen Sie sich zuversichtlich und strahlen Zuversicht aus.
4. Vergessen Sie Ihr Äußeres und konzentrieren Sie sich lieber auf andere Menschen.
5. Seien Sie interessiert und enthusiastisch. Dann fühlen Sie sich lebendig und strahlen Lebendigkeit aus.
6. Vergleichen Sie sich mit niemandem. Seien Sie eine erstklassige Version von sich selbst.
7. Kümmern Sie sich um mehr als um Ihr Image. Sie sind immer nur so attraktiv, wie Sie sich fühlen!
8. Streichen Sie Ihre Pluspunkte heraus und versöhnen Sie sich mit dem Rest.
9. Ernähren Sie sich gut und treiben Sie Sport.
10. Genießen Sie das Leben und erinnern Sie sich daran, dass es Ihre inneren Qualitäten sind, die Sie zu etwas Besonderem machen.

AUSZEIT:

FÜNF-MINUTEN-ENTSPANNUNG

Nehmen Sie sich fünf Minuten Zeit, um Ihren Körper zu würdigen.

- Setzen oder legen Sie sich hin, schließen Sie Ihre Augen. Während Sie langsam und tief atmen, fühlen Sie das Gewicht Ihres Körpers.
- Richten Sie Ihre Aufmerksamkeit auf Ihren Skelettapparat. Werden Sie sich der vielen Knochen in Ihrem Körper bewusst. Würdigen Sie, was Ihre Knochen für Sie leisten.
- Denken Sie nun an Ihre inneren Organe und wie viel sie leisten, um Sie am Leben zu erhalten. Würdigen Sie ihre erstaunlichen Fähigkeiten.
- Werden Sie sich Ihrer Sinne bewusst und wie sehr Sie sie wertschätzen.
- Schätzen Sie sich glücklich und bedanken Sie sich bei der fantastischen Maschine, die Ihr Körper ist. Ohne ihn wären Sie nicht hier.
- Wenn Sie bereit sind, öffnen Sie langsam Ihre Augen. Kehren Sie allmählich in die Realität zurück.

Werden Sie glücklich

Lange sah es aus, als würde mein Leben jeden Moment beginnen – mein richtiges Leben. Aber da gab es immer ein Hindernis, etwas, das erst durchgestanden werden müsste, eine unerledigte Sache, eine Schuld, die noch zu zahlen wäre. Danach würde mein richtiges Leben beginnen. Bis mir ein Licht aufging, dass diese Hindernisse mein Leben waren.

ALFRED D' SOUZA

Warten auch Sie, dass Ihr richtiges Leben beginnt? Wenn ja, woher wissen Sie, wann es begonnen hat? Was genau muss passieren, bevor Sie richtig Gas geben und eine gute Zeit haben – können? Ich höre meine Klienten oft sagen, dass sie, nachdem sie dieses oder jenes erreicht hätten, glücklich sein würden – das wüssten sie ganz sicher. Aber bedenken Sie: Was, wenn Glück kein Idealzustand ist, auf den wir hinarbeiten, sondern eine Geisteshaltung, die wir uns selbst erschaffen können, obwohl wir diese Woche nicht alle unsere Ziele verwirklichen? Lassen Sie die Zügel ein wenig locker, gönnen Sie sich eine Pause und erkennen Sie, dass Glück hier und jetzt für Sie verfügbar ist, selbst wenn Sie keine perfekte Beziehung führen, Ihr Wunschgewicht immer noch nicht erreicht haben, sich keine größere Wohnung leisten können etc. Tatsache ist: Sie können glücklich sein, wann immer Sie dies beschließen, weil äußere Bedingungen keine Rolle spielen. Und wenn Sie mir nicht glauben (Sie wissen, dass Sie für immer glücklich sein werden, sobald Sie erst den Mann Ihrer Träume getroffen haben), dann bleiben Sie einfach offen, während Sie dieses Kapitel lesen.

Die Strategieberater des britischen Premierministers Tony Blair haben sich mit der Frage befasst, ob die Engländer genügend Freude in ihrem Leben erfahren, und sind zu dem traurigen Schluss gekommen, dass dem nicht so ist. Diese Politik- und Wirtschaftsexperten waren fasziniert und zugleich verwirrt, dass ein höherer Lebensstandard die Menschen nicht glücklicher gemacht hat. In ihrem Bericht heißt es: „Trotz gestiegenem Bruttosozialprodukt und höheren Ausgaben in den letzten 30 Jahren ist der Grad der Zufriedenheit in der Bevölkerung nicht in demselben Maß gewachsen." Chefstratege James Wilsdon prognostiziert eine Zukunft, in der auch die Regierung ihren Schwerpunkt verlagern muss, um die Dinge zu reflektieren, die wirklich glücklich machen. Er sagt: „Die Regierung müsste ihren Fokus von schnellen Autos auf Freundschaft verlagern, vom Urlaub in der Karibik auf Gemeinschaftsprojekte, vom endlosen Anhäufen materieller Güter auf die Sorge um die Umwelt."

Sicher wollen wir alle mehr Geld, aber die Experten erklären übereinstimmend, dass sofern man nicht zum unteren Einkommensdrittel gehört, das Ausmaß des finanziellen Wohlstands *keine Auswirkung darauf hat, wie glücklich man ist.* Mal ehrlich: Wie viel mehr Kleidungsstücke, DVD-Spieler, Computer, Autos, Fernseher etc. brauchen wir noch? Wie gut funktioniert die „Shopping-Therapie" und vor allem wie lange? Ich bin sicher, auch Sie haben bereits den Kick einer Einkaufsorgie erlebt – etwas zu kaufen gibt uns ein gutes Gefühl. Aber Sie wissen auch, dass was immer Sie in Ihren Tüten nach Hause bringen, Ihnen auf Dauer kein Glück und keine Erfüllung schenken kann.

Wer wünscht sich Geld, Sex, Macht und Status?

Offen gesagt, die meisten von uns. Angeblich ist unsere Kultur darauf fixiert, immer mehr von diesen vier Dingen zu bekommen. Natürlich wollen wir alle genügend Geld, um leben zu können, und Sex, Macht und Status sind auch ziemlich spannend, aber Tatsache bleibt doch, dass diese Dinge uns niemals langfristige Zufriedenheit bringen können – manchmal stehen sie unserem Glück sogar im Weg.

Die Erkenntnis der Strategieberater stützt eine Weisheit, die viele spirituelle und mystische Traditionen vertreten. Sie lautet: *Glück ist nicht zu bekommen, was man will, sondern zu wollen, was man hat.* Genießen Sie ruhig die angenehmen Seiten der materiellen Welt, aber begreifen Sie gleichzeitig, dass

Glück eine Geisteshaltung ist. Es liegt in uns und nicht außerhalb. Das ist eine wunderbare Neuigkeit, denn sie bedeutet, dass Sie sofort aufhören können, sich schlecht zu fühlen! Sie sind nicht länger abhängig von dem, was Ihnen zufällig widerfährt, oder davon, wer zufällig in Ihrem Leben auftaucht (oder nicht auftaucht), oder ob Sie sich die hinreißenden Jimmy-Choo-Pumps leisten können. Sie können *sich aussuchen*, ob Sie glücklich sind oder nicht. So einfach ist das.

Bringen Sie Ihre Glückshormone zum Fließen

Der Hypnotiseur Paul McKenna hat sich viele Jahre lang mit optimalen Zuständen und Glückserfahrungen befasst. Er kam zu dem Schluss, dass wir unsere Psyche trainieren können, glücklich zu sein. Zugegeben, wer unter einer schweren Depression leidet, braucht medizinische Hilfe, aber in der Mehrzahl können wir uns selbst glücklich machen.

Paul sagt: „Glück ist nichts, was man kaufen oder verdienen kann – es ist eine Geisteshaltung. Es ist eine Reaktion auf das, was in unserem Leben passiert, und das Gute daran ist, dass wir lernen können, diese Reaktion öfter zu erfahren." Wie fühlt sich Glück für Sie persönlich an? Erinnern Sie sich an eine Zeit, als Sie sehr glücklich waren, und versuchen Sie, exakt die Gefühle wachzurufen, die Sie damals hatten. Fühlten Sie sich unbeschwert? Erfüllt von einem tiefen Frieden? Wie reagierte Ihr Körper? Tauchen Sie so intensiv wie möglich in diese Gefühle ein. Das ist der Reaktionsmodus, von dem Paul spricht.

Wahrscheinlich haben Sie schon von den natürlichen Glückshormonen gehört, die der Körper produziert. Sie heißen Endorphine und werden ausgeschüttet, wenn wir lachen, Sport treiben, entspannen und Sex haben – deshalb tun uns all diese Aktivitäten sehr gut! Paul hat eine einfache Übung entwickelt, mit der Sie auf Wunsch Endorphine freisetzen können. Visualisieren Sie einen „Endorphine-Knopf", der mit der Aufschrift „Endorphine" oder mit einem Smiley gekennzeichnet sein könnte. Stellen Sie sich vor, diesen Knopf zu drücken und die Glücksreaktion zu erfahren, über die wir eben gesprochen haben. Wenn Sie den Knopf zweimal drücken, erhalten Sie eine doppelte Dosis Glück. Experimentieren Sie mit dieser Technik.

Bis Sie sie perfekt beherrschen, mag eine Weile vergehen, aber wenn Sie oft genug üben, den Knopf zu drücken und die entsprechende Reaktion zu spüren, werden Sie früher oder später in der Lage sein, auf Wunsch Glückshormone freizusetzen. Ein genialer praktischer Tipp!

Glück ist ...

- **Ganz in diesem Moment zu leben.** Wenn Sie Ihr Bewusstsein ganz und gar auf diesen Moment konzentrieren können, sind Sie glücklich. Probieren Sie diese Übung aus. Denken Sie an Ihre Ängste und Sorgen – an all die Dinge, die Sie daran hindern, sich in diesem Moment glücklich zu fühlen. Sie werden feststellen, sie alle drehen sich um Ihre Zukunft (was passieren wird und was nicht) oder um Ihre Vergangenheit (Reue, Schuld, Vorwürfe, nicht verzeihen können etc.). Warum bürden Sie sich eine unnötige Last auf? Es gibt nur eine einzige Zeit – jetzt!

AUSZEIT:

Versetzen Sie sich mit der folgenden Auszeit in einen Zustand der Entspannung und kurbeln Sie gleichzeitig Ihre Endorphinproduktion an.
In seinem wunderbaren Buch *Peace is every step* (vgl. Literaturverzeichnis) erzählt der berühmte Zen-Meister und Friedensaktivist Thich Nhat Hanh eine einfache Geschichte über den Buddha und eine Blume.
Einmal hielt der Buddha vor einer Zuhörerschaft von 1 250 Nonnen und Mönchen eine Blume in die Luft. Alle waren stumm, dachten nach und versuchten, die versteckte Bedeutung dieser Geste zu entschlüsseln. Schließlich lächelte ein Mönch namens Mahakashyapa den Buddha mit der Blume an. Der Buddha erwiderte sein Lächeln und sagte: „Ich habe einen Schatz der Einsicht an Mahakashyapa weitergegeben."

Thich Nhat Hanh schreibt, Generationen von Zen-Schülern hätten diese Geschichte diskutiert und die Buddhisten würden noch immer über ihre Bedeutung rätseln. Er sagt: „Für mich ist die Bedeutung sehr simpel. Wenn jemand eine Blume hochhält und sie mir zeigt, möchte er, dass ich sie sehe. Wenn ich mit Nachdenken beschäftigt bin, versäume ich es, die Blume zu sehen. Der Mönch, der nicht nachdachte, sondern nur er selbst war, ließ sich ganz und gar auf die Blume ein – und er lächelte." Konzentrieren Sie Ihr ganzes Bewusstsein auf den jetzigen Moment. Denken Sie weder an die Zukunft noch an die Vergangenheit – begnügen Sie sich damit, in diesem Moment zu sein. Entspannen Sie sich, atmen Sie tief und genießen Sie. Seien Sie ganz Sie selbst, während Sie entspannen, lächeln und spüren, wie glücklich Sie das macht.

Wenn meine Klienten sich zu sehr über die Vergangenheit aufregen oder sich Sorgen um die Zukunft machen, unterbreche ich sie und bitte sie, mir zu sagen, wo sie sich gerade befinden. Wo ist dieser Ort, um den sie sich so viele Gedanken machen? Die Antwort ist natürlich „nirgends"! Vergangenheit oder Zukunft existieren nicht. Die Vergangenheit ist vorbei und die Zukunft hat noch nicht angefangen – nur der gegenwärtige Moment ist real! Wenn Sie Ihre Zukunft mit negativen Gedanken aufladen, werden Sie Negativität in Ihr Leben holen. Die Überzeugungen, Gedanken und Visualisierungen, die Sie in der Gegenwart haben, gestalten *heute* Ihre Zukunft! Gehen Sie behutsam mit der Gegenwart um, leben und lieben Sie jeden einzelnen Moment. Dann sind Sie im Hier und Jetzt glücklich und kreieren eine glückliche Zukunft.

- Das Leben in vollen Zügen leben. Wenn Sie sagen oder das Gefühl haben, etwas tun „zu müssen", verliert die Sache beträchtlich an Reiz, nicht wahr? *Wollen* Sie dagegen etwas tun, setzt das eine Art Magie in Gang. Oscar-Preisträgerin Hillary Swank erklärte, die Erfahrung gemacht zu haben, alles schaffen zu können, sofern sie es sich nur dringend genug vornähme. Bei ihrem nächsten Satz wurde ich hellhörig: „Ich mache nichts Halbes." Als ich Kind war, pflegte mein Vater zu mir zu sagen: „Wenn eine Sache es wert ist, getan zu werden, dann ist sie es auch wert, richtig getan zu werden.“ Damals schätzte ich seine Weisheit nicht immer, aber heute tue ich es und er sagt diesen Satz heute noch manchmal zu mir. Danke, Dad, es ist gut, dass du mich ab und zu daran erinnerst.

Die Botschaft hinter Hillarys und meines Vaters Worten ist: Lebe das Leben in vollen Zügen! Warum sollten wir das auch nicht tun? Wo ist die Freude in einer halbherzigen Geste? Wenn Sie etwas halbherzig tun, fragen Sie sich nach dem Grund. Vielleicht möchten Sie jemandem damit gefallen. Wenn ja, ist es womöglich Zeit, damit aufzuhören. Wenn Sie halbherzig leben, werden Sie ohne Zweifel immer unglücklich bleiben. Entschließen Sie sich, enthusiastisch zu werden und keine halben Sachen mehr zu machen, und sollten Sie sich trotz allem nicht von Ihren „Das-muss-sein-Punkten“ trennen können, täuschen Sie Ihren Enthusiasmus so lange vor, bis er echt wird.

- Loslassen können. Woran halten Sie fest, das Sie unglücklich macht? Ihre spontane Antwort auf diese Frage ist vermutlich „nichts“, aber denken Sie weiter nach. Viele meiner Klienten finden heraus, dass die Hindernisse, die ihrem Erfolg und ihrer Veränderung am meisten im Weg stehen, in ihrem Innern liegen: in ihrer Einstellung zur Vergangenheit und ihrer Unfähigkeit, sich selbst und anderen zu verzeihen. Ich fordere meine Klienten oft auf, eine „Weil-Liste“ zu erstellen. Einige Beispiele für Einsichten, auf die sie dabei stoßen:
  „Weil meine Mutter mich nie lobte, habe ich kein Selbstbewusstsein.“
  „Weil er mich verließ, kann ich nie mehr einem Mann trauen.“
  „Weil ich einen Fehler begangen habe, verdiene ich es, für den Rest meines Lebens bestraft zu werden.“
  „Weil man mir in der Schule gesagt hat, ich sei dumm, glaube ich nicht, einen anderen Beruf erlernen zu können.“

Geben Sie sich oder anderen die Schuld an Ihrer gegenwärtigen Situation? Erstellen Sie Ihre persönliche „Weil-Liste“ und schauen Sie, was Sie finden. Das Festhalten an der Vergangenheit hindert Sie daran, mutig und optimistisch in die Zukunft zu gehen. Wenn Sie loslassen und dort verzeihen, wo Sie verzeihen müssen, werden Ihr Herz und Ihr Geist mit einem Mal viel leichter. Sie können alles hinter sich lassen, was für Sie nicht mehr funktioniert: negative Überzeugungen, Opferverhalten (der Fußabstreifer für andere sein), ungleiche Beziehungen (andere herumschubsen oder herumgeschubst werden), Traurigkeit, Pessimismus, Hass auf andere, Selbsthass ... Was würden Sie gern loslassen? Tun Sie es und schreiten Sie in die Zukunft. Niemand hält Sie zurück, es sei denn, Sie selbst.

Glück entsteht, wenn Sie sich frei fühlen, Sie selbst zu sein und Ihr Leben in vollen Zügen leben. Lassen Sie alles los, was Sie zurückhält. Strecken Sie die Hand nach Ihren Träumen aus, freuen Sie sich, am Leben zu sein, und schätzen Sie Ihr wunderbares Leben.

Das Frohsein-Spiel

Kennen Sie die Geschichte von *Pollyanna*? Das Original wurde von Eleanor Hodgman Porter geschrieben, 1913 veröffentlicht und ist mit über einer Million verkauften Exemplaren ein sensationeller Erfolg. Pollyanna Whittier war die Tochter eines mittellosen Missionars, der die Predigt der Freude verbreitete. Reverend Whittier hatte in der Bibel *800* Stellen gefunden, an denen Gott seine Kinder „zur Freude und zum Jubilieren" auffordert, und daraus geschlossen, es müsse der Wunsch des Herrn sein, dass wir in Freude leben.

Einmal hatte sich Pollyanna eine Porzellanpuppe zu Weihnachten gewünscht. Doch als der Geschenkesack der Missionary Ladies Aid Society eintraf, hatte man für Pollyanna versehentlich ein Paar Krücken eingepackt. Darüber war sie so untröstlich und traurig, dass ihr Vater ein Spiel erfand. Ziel des Spiels war es, gute Gründe zu finden, warum man über Krücken als Weihnachtsgeschenk froh sein sollte. Natürlich raten Sie bereits, was den beiden einfiel: Pollyanna war in der glücklichen Lage, keine Krücken zu brauchen! So entstand das „Frohsein-Spiel".

Nach dem Tod ihres Vaters schickte man Pollyanna in eine kleine Stadt in Vermont, wo sie bei ihrer strengen, herrischen

Tante wohnte. Wie nicht anders zu erwarten, ließen sich die miesepetrigen Einwohner der kleinen Stadt – ihre Tante eingeschlossen – von Pollyannas sonnigem Gemüt, ihrem unbändigen Optimismus und ihrem „Frohsein-Spiel" verzaubern. Eine sentimentale Geschichte, gewiss, doch sie bewegt noch heute viele Menschen. Nicht umsonst hat der Name „Pollyanna" als Synonym für überbordenden Optimismus Eingang in die englische Sprache gefunden. Der springende Punkt ist: Zynismus macht niemals glücklich, das können nur Optimismus und die Würdigung dessen, was man hat. Denken Sie an die 800 Bibelzitate. Warum also dem Frohsein keine Chance geben?

TIPP:

Sie ziehen das an, woran Sie denken und worauf Sie Ihren Fokus richten. Wenn Sie Ihrem persönlichen Glück die Priorität geben, werden Sie Glück erfahren. Sehen Sie, was geschieht, wenn Sie das Glück einen Tag lang zu Ihrem wichtigsten Ziel machen.

- Wachen Sie auf und freuen Sie sich, am Leben zu sein.
- Singen Sie unter der Dusche und erleben Sie, wie Ihre Stimmung steigt.
- Lächeln Sie und spüren Sie die Glückshormone in Ihrem Körper.
- Schlagen Sie einen leichteren Ton an, wenn die Atmosphäre drückend wird.
- Registrieren Sie, wie andere auf Ihre unbeschwerte Art reagieren.
- Verwenden Sie keine kritischen Wörter, wenn Sie über andere sprechen.
- Fällen Sie keine vorschnellen Urteile.
- Erkennen Sie das Positive in jeder Situation.
- Leben Sie im Hier und Jetzt. Machen Sie sich keine Gedanken über Vergangenheit oder Zukunft.
- Verwenden und denken Sie positive und optimistische Worte wie „fabelhaft", „großartig", „wunderbar", „glücklich", „kreativ" ... Merken Sie, wie Ihr Energiepegel steigt, wenn Sie solche Wörter benutzen.
- Freuen Sie sich über diesen kostbaren Tag Ihres Lebens.

ÜBUNG:

Spielen Sie das Frohsein-Spiel

Wenn das zu banal oder kitschig für Ihren Geschmack ist, müssen Sie trotzdem ein bisschen durchhalten. Optimismus und eine positive Einstellung sind die einzigen Schutzschilder gegen das Unglücklichsein. Jedes Mal, wenn wir in Pessimismus verfallen, verlieren wir uns in einem negativen Zyklus und unser Glück macht sich aus dem Staub. Wenn Sie nach dem Glück Ausschau halten und es zu Ihrem Fokus machen, werden Sie es in Ihr Leben holen.
Spielen Sie das Frohsein-Spiel einfach einmal eine Stunde lang. Sie brauchen niemandem davon zu erzählen. Konzentrieren Sie Ihre ganze Energie darauf, in allem das Gute zu sehen. Sobald Sie auf einen negativen Gedanken stoßen, kehren Sie ihn sofort ins Positive um. Wie fühlen Sie sich am Ende des Spiels? Vielleicht mögen Sie es so sehr, dass Sie sofort eine zweite Spielrunde einläuten. Das Frohsein-Spiel richtet sich an die fantasievollen, kreativen und kindgleichen Aspekte unserer Persönlichkeit, die in den Hintergrund getreten sind, als wir versuchten, ernst und erwachsen zu werden. Warten Sie nicht darauf, dass Ihr Leben richtig losgeht, bevor Sie es sich erlauben, glücklich zu sein. Lieben Sie Ihr Leben und Sie werden plötzlich feststellen: Es ist bereits *richtig losgegangen!*

Jennys Geschichte

Jenny ist Soziologiedozentin an der Universität und liebt ihren Beruf. Sie hat ein kleines Kind und einen wunderbaren Ehemann, der sie auf Händen trägt (ihre Beschreibung) – ihr Familienleben ist intakt. Und doch … Als Jenny mich kontaktierte, tat sie das mit schlechtem Gewissen, weil sie, wie sie sagte, keine wirklichen Probleme hatte. Sie konnte nur irgendwie ihr Leben nicht richtig genießen. Jenny hatte das Gefühl, ihr Glück würde immer durch ein bohrendes Gefühl der Schuld und Sorge getrübt.

Dieses Problem ist weniger selten, als man meinen würde. Es ist sehr gut möglich, dass wir unsere Möglichkeiten und Fortschritte sabotieren, weil wir glauben, unser gutes Leben nicht wirklich zu verdienen. Für viele meiner Klienten ist das ein Schlüsselthema, auch für Jenny. Weil sie das älteste von fünf Geschwistern war, musste Jenny als Mädchen ihrer Mutter oft helfen, auf die Kleinen aufzupassen. Ihr Vater arbeitete schwer, um die Familie durchzubringen, und auch die Mutter, eine ehemalige Konzertpianistin, stellte ihr Leben in den Dienst der Familie.

Jenny brachte als einziges der Kinder gute Schulnoten nach Hause, und als sie auszog, um auf die Universität zu gehen, fühlte sie sich „glücklich und schuldig zugleich“. Obwohl ihre Eltern sehr stolz auf sie waren, wusste Jenny, dass sie ihre Hilfe zu Hause vermissen würden. Ihre drei Schwestern waren neidisch auf Jenny und machten daraus keinen Hehl. Die Chance, es zu etwas zu bringen, löste gemischte Gefühle in ihr aus, obwohl sie hart dafür gearbeitet hatte. Diese Ambivalenz hatte sie nie ganz abschütteln können.

Jenny musste auf ihre Kindheit zurückblicken, um die Gedankenmuster zu verstehen, die sie davon abhielten, ihre Erfolge zu genießen. Obwohl sie wusste, dass sie sich ihre Chancen selbst eröffnet hatte und ihre Geschwister ähnliche Möglichkeiten gehabt hätten, wurde sie das Gefühl nicht los, sich einen unfairen Vorteil verschafft zu haben. Nur langsam gelang es Jenny, im Wirrwarr ihrer Gefühle Ordnung zu schaffen und sich davon zu überzeugen, dass sie den Erfolg tatsächlich verdiente. Nachdem sie sich von ihren negativen Überzeugungen getrennt hatte, fühlte sie sich allmählich unbeschwerter und nahm sich die Freiheit, ihr Leben zu genießen.

Es macht keinen Sinn, auf ein Ziel hinzuarbeiten und es nicht genießen zu können, wenn Sie es endlich erreichen. Erlauben Sie es sich, Ihre Zwischenetappen und Erfolge auf dem Weg dorthin zu feiern. Das verhindert, dass Sie die Erreichung Ihrer Ziele immer weiter verschieben, und knüpft Leistung an Gefühle des Glücks und der Freude. Mal ehrlich: Wenn die Erreichung Ihrer Ziele Sie nicht glücklich macht, warum sie dann überhaupt verfolgen? Nicht vergessen: Was zählt, ist, wie Ihre Persönlichkeit wächst, während Sie auf dem Weg zu Ihrem Ziel sind.

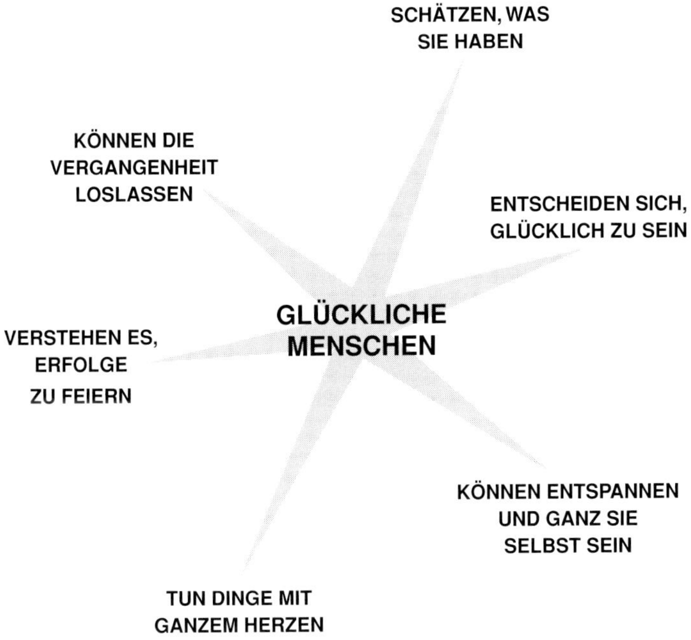
SCHÄTZEN, WAS
SIE HABEN
KÖNNEN DIE
VERGANGENHEIT
LOSLASSEN
ENTSCHEIDEN SICH,
GLÜCKLICH ZU SEIN
GLÜCKLICHE
MENSCHEN
VERSTEHEN ES,
ERFOLGE
ZU FEIERN
KÖNNEN ENTSPANNEN
UND GANZ SIE
SELBST SEIN
TUN DINGE MIT
GANZEM HERZEN

Glückliche Menschen

Sie sich Sorgen machen, wie andere durch Ihren Erfolg beeinflusst werden, sagen Sie sich, dass Sie es verdienen, das Leben zu leben, das Sie sich wünschen, solange Sie andere nicht beeinträchtigen. Geben Sie sich die Erlaubnis zu genießen, denn Sie verdienen den Erfolg.

Feste feiern!

Manche Leute sind großartig im Feiern, anderen fällt es bedeutend schwerer. Es macht nichts, wenn Sie nicht der strahlende Mittelpunkt jeder Feier sind. Still und für sich allein zu feiern kann genauso effektiv sein wie eine laute Party mit vielen Menschen. Tatsächlich können Sie jeden Tag Glück erfahren, indem Sie erkennen, dass *jetzt* die Chance da ist, Ihr Leben zu würdigen und sich darüber zu freuen. Glück ist ein Gefühl – Sie müssen nur lernen, es zu erzeugen. Testen Sie die folgenden Sofortmaßnahmen zum Glücklichsein, um sich in Stimmung zu bringen.

25 Sofortmaßnahmen zum Glücklichsein

1. Treten Sie für Ihre Interessen ein.
2. Folgen Sie Ihrem Herzen.
3. Erstellen Sie einen Aktionsplan und halten Sie sich an ihn.
4. Umarmen Sie einen Baum.
5. Verwöhnen Sie sich!
6. Verschönern Sie Ihre Umgebung.
7. Loben Sie jemanden.
8. Drücken Sie Ihre wahren Gefühle aus.
9. Schaffen Sie etwas mit Ihren Händen (eine Torte, ein Gemälde, ein sauberes Zimmer ...).
10. Sagen Sie einer Person, wie sehr Sie sie lieben.
11. Schauen Sie in den Spiegel und freuen Sie sich an Ihrem Spiegelbild.
12. Machen Sie einen Schritt auf ein Ziel hin.
13. Verzeihen Sie jemandem.
14. Hören Sie Ihre Lieblingsmusik.
15. Üben Sie Nachsicht mit sich selbst. Schließlich geben Sie Ihr Bestes.
16. Seien Sie sich Ihres Lebenssinns bewusst.
17. Lächeln Sie, atmen Sie und freuen Sie sich, dass Sie am Leben sind.
18. Gönnen Sie sich ein ausgiebiges, duftendes Schaumbad.
19. Genießen Sie Ihr Lieblingsessen.
20. Lachen Sie, bis Sie nicht mehr können.
21. Knüpfen Sie eine Kette aus Gänseblümchen.
22. Lassen Sie eine andere Person recht haben.
23. Nehmen Sie sich eine Auszeit.
24. Gehen Sie mit Ihrer liebsten Freundin essen.
25. Schreiben Sie einen Brief an jemanden, den Sie lieben.

AUSZEIT:

FÜNF-MINUTEN-ENTSPANNUNG

Entspannen Sie sich und denken Sie an Ihre Kindheit zurück. Gibt es bestimmte Gerüche, Aromen, Lieder oder andere Sinneswahrnehmungen, die Sie an Ihre Kindertage erinnern? Fallen Ihnen Freundschaften oder Spiele ein, die Sie gerne spielten? Welche Süßigkeiten und Plätze liebten Sie besonders? Begeben Sie sich auf die Straße der Erinnerung und warten Sie ab, was Ihr Gedächtnis zutage fördert. Werden Sie wieder das aufgeregte Kind auf dem Jahrmarkt: Riechen Sie die Zuckerwatte, beißen Sie in einen Liebesapfel. Erinnern Sie sich, welches Vergnügen es war, am Strand zu sein und im seichten Wasser zu paddeln. Verweilen Sie in Ihrer Kindheit und spüren Sie die magische Unschuld dieser Zeit.
Das verspielte Kind in Ihnen, das so gern Spaß hatte, ist nicht etwa verschwunden. Es ist immer noch da und immer noch auf der Suche nach Spaß und einer guten Zeit. Ihr inneres Kind ist der Teil Ihrer Persönlichkeit, der weiß, was Freude macht und wie man sich ins pralle Leben stürzt. Reservieren Sie jeden Tag ein paar Minuten, um mit ihm Kontakt aufzunehmen. Und wenn es verloren scheint und in weiter Ferne – und Ihnen viel zu ernst zumute ist, um sich auf dieses Spiel einzulassen – dann tun Sie etwas Spielerisches – setzen Sie sich auf eine Schaukel, fabrizieren Sie bunte Seifenblasen, spielen Sie Gummitwist ... Je besser Sie sich mit Ihrem inneren Kind verbinden, umso leichter fällt es Ihnen, die kleinen Freuden des Lebens zu genießen und zu würdigen. Lassen Sie Ihr inneres Kind ab und zu zum Spielen heraus – und spüren Sie, wie sich Ihre Stimmung dadurch aufhellt.

Falls Sie glauben, ein bisschen Training nötig zu haben, verbringen Sie Zeit mit einem kleinen Kind. Glauben Sie mir: Sie werden im Nu wieder wissen, wie es damals war.

Spaß an der Arbeit

Auf die eine oder andere Weise müssen wir alle herausfinden, was in unserer modernen Zeit die Blume der Menschlichkeit am besten zum Blühen bringt, und uns dieser Sache verschreiben.

JOSEPH CAMPBELL

Laut neuesten Statistiken der International Stress Management Association leiden über 50 Prozent aller Arbeitnehmer ihrer eigenen Einschätzung zufolge unter Stress. Vielleicht gehören auch Sie zu dieser Mehrheit. Wenn Sie Probleme haben, morgens aufzustehen und einer Arbeit nachzugehen, die Sie nicht inspiriert, dann bleibt das nicht ohne Spuren. Aber auch wenn Sie Ihren Job lieben, können Sie sich unter Druck fühlen.

Das Phänomen der modernen Frau, die zu viel um die Ohren hat, um glücklich zu sein, ist ein Thema, das uns alle angeht. Eine befriedigende und lohnende Arbeit, finanzielle Stabilität, eine harmonische Beziehung, Familie – all das wünschen wir uns natürlich. Aber wenn wir glücklich sein wollen, müssen wir lernen, eine gute Balance zwischen Arbeit und Freizeit zu finden. Zwar bringen Gleitzeit und Teilzeitmodelle vielen Erleichterung, doch es gibt noch andere Punkte, die berücksichtigt werden sollten. Viele Frauen müssen kämpfen, damit ihr Leben nicht aus dem Ruder läuft. Rechnungen bezahlen, sich um die Kinder kümmern, eine Beziehung führen oder einen Partner suchen – all diese Dinge kosten Zeit. Aber wie steht es mit der Zeit für Sie selbst? Diejenigen von Ihnen, die in einer festen Beziehung leben, dürften nicht überrascht sein über das Ergebnis einer Umfrage, der zufolge 84 Prozent aller Männer in Großbritannien nicht oder zu wenig bei der Hausarbeit mithelfen. Kein Wunder, dass es ein solcher Kampf ist, ein harmonisches Leben zu führen!

TIPP:

Halten Sie inne und lassen Sie Ihr momentanes Leben Revue passieren. Denken Sie an Ihr Arbeitsleben und visualisieren Sie hier eine optimale Situation. Stellen Sie sich vor, einen Job zu haben, den Sie von Herzen lieben, und Kollegen, die Sie nach Kräften unterstützen.
Jetzt denken Sie an Ihr Privatleben und Ihre engen Beziehungen. Malen Sie sich auch hier ein perfektes Szenario aus. Sehen Sie sich in einer großartigen Partnerschaft und wie Sie in häuslichem Frieden leben.
Nun überlegen Sie, was Sie tun würden, wenn Sie mehr Zeit für sich hätten. Würden Sie Freunde treffen, meditieren, tanzen, lesen, schwimmen? Visualisieren Sie, wie Sie genau diese Dinge tun.
Grübeln Sie nicht über Ihr scheinbar aus dem Gleichgewicht geratenes Leben nach, Sie wissen ja: Sie ziehen an, woran Sie denken. Stattdessen stellen Sie sich ein Leben vor, das Ihren Vorlieben perfekt gerecht wird. Sehen Sie sich selbst, wie Sie frisch und entspannt aussehen, und Sie werden anfangen, diese Realität in Ihr Leben zu holen.

Was würden Sie am liebsten tun?

Eine gute Work-Life-Balance hat nicht nur mit der Wirkung nach außen zu tun. Selbst wenn alles exakt nach Plan läuft, fehlt Ihrem Leben etwas Entscheidendes, wenn Sie Ihre Arbeit nicht mögen. Daher zunächst die Frage: Macht Ihnen Ihre Arbeit Spaß?

Wenn Sie etwas tun, was Ihnen Spaß macht, haben Sie immer die Zeit und Lust dazu – auf wundersame Weise finden Sie kreative Wege und die nötige Flexibilität, verschiedene Dinge unter einen Hut zu bringen. Mögen Sie Ihre Arbeit dagegen nicht, fordern Druck und Stress schon bald einen hohen Preis.

Warum sie ihren Job nicht mögen – bei dieser Frage sprudelt es nur so aus meinen Klienten hervor; dagegen fällt ihnen auf die Frage, was sie lieber tun würden, oft nur wenig ein. Viele Leute, die mit ihrer beruflichen Situation unzufrieden sind, haben keine klare Vorstellung, wo und wie sie ihre Stärken und Fähigkeiten am besten einsetzen könnten. Statt den Blick nach *außen* auf Karrieremöglichkeiten zu richten und sich zu fragen, was wohl adäquat für Sie wäre, sollten Sie anfangen, Ihren Blick nach *innen* zu richten und nachzuforschen, was Sie mit Energie und Enthusiasmus erfüllt. Entdecken Sie, was Sie fasziniert und motiviert, was Sie genießen, was Ihre Leidenschaft ist. Gibt es irgendetwas, was Sie tun würden, auch ohne dafür bezahlt zu werden? Finden Sie heraus, was Sie inspiriert. Trauen Sie sich, diese tiefschürfenden Fragen zu stellen und Ihren Träumen zu folgen. Sie sind einmalig und wundervoll und auf diesem Planeten, um einen besonderen Beitrag zu leisten. Was könnte Ihr besonderer Beitrag sein? Wo schlummern Ihre speziellen Begabungen?

Die Beantwortung der folgenden Fragen hilft Ihnen herauszufinden, was Sie wirklich mit Leidenschaft erfüllt.

- **Was machen Sie gern?**

Listen Sie mindestens 20 Dinge auf, die Sie gern tun, zum Beispiel Tennisübertragungen ansehen, Schokoladentrüffel essen, Reisebücher lesen, Zeit mit Ihrer Familie verbringen, Fahrrad fahren, schwimmen, ins Ballett gehen, sich massieren lassen, zusammen mit dem Partner entspannen etc. Ihre Antworten sind ein gutes Aufwärmtraining für die nächste Frage.

- **Was erfüllt Sie mit Leidenschaft?**

Was immer Sie inspiriert, morgens in bester Laune aus dem Bett zu hüpfen, verdient es, als Leidenschaft bezeichnet zu werden. Zu den Leidenschaften meiner Klienten gehören unter anderem: dem geliebten Fußballteam zujubeln, Schlagzeug spielen, Bauchtanz, Computer, Gedichte schreiben, Fitness, Yoga, lernbehinderte Kinder unterrichten, für die Familie sorgen, die Vegetarierbewegung unterstützen, Marathons laufen. Leidenschaft ist um viele Grade heißer als etwas „gern machen". Nur Sie wissen, was Sie wirklich lieben. Schreiben Sie Ihre Liste.

Rosemary Conley hat ihre Leidenschaft zur Schaffung eines Diät- und Fitnessimperiums genutzt – ihr Name ist in ganz Großbritannien bekannt. Ihr persönliches Interesse am Abnehmen führte dazu, dass aus einer Investition von umgerechnet zwölf Euro ein fast 20 Millionen Euro schweres Unternehmen wurde, zu dem Trainingsvideos, Diätratgeber, Fitnessclubs sowie eine eigene Zeitschrift und Fernsehshows gehören.

Alles begann damit, dass Rosemary stark zunahm, als sie als Sekretärin arbeitete. Es gelang ihr, zehn Kilo abzunehmen, und voller Enthusiasmus wollte sie anderen helfen, dasselbe zu tun. Sie buchte einen Gemeinderaum und investierte zwölf Euro in Plakate, die Werbung für ihren Diätclub machten. Sie sagt: „Es war – super, wenn die Teilnehmer auf die Waage stiegen und ich ihnen sagen konnte, dass sie drei Kilo abgenommen hatten. Darüber freuten sie sich ungeheuer! Und mir wurde plötzlich klar, dass ich etwas tat, das Menschen glücklich machte." Was für ein tolles Gefühl! Ihre Kurse wurden so populär, dass sie ihre Stelle als Sekretärin aufgeben und sich nur noch um ihr eigenes Unternehmen kümmern konnte. Der Rest ist, wie man so schön sagt, Geschichte.

Natürlich weiß ich, dass nicht jeder ein Geschäftsimperium gründen kann, aber diese Geschichte zeigt, wie wichtig die Rolle der Leidenschaft ist, wenn es darum geht, genügend Selbstvertrauen für einen Neustart zu entwickeln. Denken Sie an die Menschen in Ihrem Bekanntenkreis, die gern zur Arbeit gehen. Was haben sie gemeinsam? Sie alle empfinden Leidenschaft für das, was sie tun, und bringen ihre Stärken und Fähigkeiten voll ein.

Eine Freundin von mir hatte 17 Jahre als Sozialarbeiterin gearbeitet, aber nie Freude an ihrem Beruf gehabt, im Gegenteil: Ihr graute vor jedem Montagmorgen! Mit 40 beschloss sie, genug sei genug, und sattelte auf Grundschullehrerin um. Inzwischen ist sie selig, wenn sie vor ihrer Schulklasse steht und jeden Tag ihr Unterrichtstalent beweisen kann. Ich habe sie noch nie so ausgeglichen und zufrieden erlebt. Fazit: Sie müssen nicht Ihr gesamtes Arbeitsleben über eine Tätigkeit ausüben, die Ihnen keinen Spaß macht und die Sie nicht inspiriert. Wenn Sie auch Opfer des Montagmorgen-Blues sind, sollten Sie Ihre berufliche Situation dringend überdenken.

- Worin sind Sie gut?

Die Beantwortung dieser Frage bereitet vielen meiner Klienten Probleme. Stellen Sie Ihr Licht nicht unter den Scheffel – seien Sie stolz auf das, was Sie können. Wenn Sie selbst Ihre Stärken und Begabungen weder anerkennen noch nach außen zeigen können, werden andere nie von ihnen erfahren. Auch hier hilft es wieder, eine entsprechende Liste anzulegen. Schreiben Sie keinen Lebenslauf, es geht ja nicht um Bewerbungsunterlagen. Vergessen Sie jedoch nicht, *alles* aufzuzählen, worin Sie gut sind. Wenn Sie immer noch Probleme haben, denken Sie an die Dinge, die Sie gern tun. Was wir gern tun, beherrschen wir in der Regel auch gut. Eine Klientin antwortete, sie sei gut darin, andere zu ermuntern, könne gut optimistisch bleiben, Partys organisieren, ihre Zeit einteilen, Kleinkinder unterhalten, Projekte zu Ende führen und auch im Einrichten und Dekorieren habe sie ein gutes Händchen. Unterstützend, optimistisch, kontaktfreudig, offen, organisiert und kommunikativ wären Adjektive, die auf sie zuträfen. Schauen Sie nun Ihre Liste durch und filtern Sie die Qualitäten heraus, die Sie an den Tag legen, wenn Sie das tun, worin Sie gut sind. Sie werden feststellen, dass Sie viele Fähigkeiten und persönliche Stärken haben. Schätzen Sie sie und verwenden Sie die Kenntnis Ihrer Stärken als Selbstbewusstseinsspritze, die Ihnen hilft, Ihren Horizont zu erweitern.

- **Wann sind Sie im Fluss?**

In einem „Flow-Zustand" befinden Sie sich, wenn Sie sich quicklebendig, voller Energie und fokussiert fühlen und vollkommen in einer Sache aufgehen. Dann vergeht die Zeit wie im Flug, weil Sie genau das tun, was sie zufrieden macht. Wann haben Sie dieses Gefühl? Einige Antworten meiner Klienten: „Wenn ich auf dem Land bin, am Computer sitze, töpfere, tanze, male, im Fitnesscenter bin." Studieren Sie Ihre eigenen Antworten. Was verraten Sie über Ihre kreativen Neigungen? Könnten Sie eine davon zu einem Broterwerb ausbauen?

Betrachten Sie erneut Ihre Antworten auf alle vier Fragen. Bringen Sie Ihre Stärken und Begabungen maximal in Ihre Arbeit ein? Haben Sie neue Einsichten gewonnen, die Sie in eine neue Richtung lenken könnten?

Vielleicht müssen Sie auch gar keinen neuen beruflichen Weg einschlagen, weil es reicht, einige Maßnahmen zu ergreifen, die Ihr Arbeitsleben erfüllter und befriedigender gestalten.

TIPP:

Stellen Sie sich vor, Ihr Leben sei eine leere Leinwand. Sie können bei Null anfangen und ein neues Bild von sich und Ihrem Leben erschaffen.
Wählen Sie je drei Leidenschaften, Begabungen und persönliche Qualitäten, die Sie gern in Ihrem Bild unterbringen würden.
Stellen Sie sich auf Ihrer Leinwand die Wörter, Zeichen oder Symbole vor, die Ihre Leidenschaften, Begabungen und Qualitäten repräsentieren.
Beschäftigen Sie sich erneut mit Ihrer Auswahl. Was verrät Sie Ihnen?

ÜBUNG:

Ihr Verhältnis zu Ihrer Arbeit

Die folgenden Fragen helfen Ihnen bei der Klärung Ihres Verhältnisses zu Ihrer Arbeit.

1. Halten Sie Ihre Arbeit für nützlich und sinnvoll?
2. Beschreiben Sie, warum/warum nicht.
3. Fühlen Sie sich an Ihrem Arbeitsplatz geschätzt?
4. Was gefällt Ihnen an Ihrer Arbeit?
5. Was missfällt Ihnen?
6. Gibt es Veränderungen, die Sie zur Verbesserung der Situation vornehmen könnten?
7. Wenn ja, warum sind Sie noch nicht aktiv geworden?
8. Würden Sie gern einen anderen beruflichen Weg einschlagen?
9. Welche Schritte könnten Sie hierzu unternehmen? Warum haben Sie sie noch nicht unternommen?
10. Können Sie sich vorstellen, in einer Arbeit glücklich zu sein? Wenn ja, beschreiben Sie, was Sie glücklich machen würde.

Diese Übung wurde aus meinem Buch *Just Do It Now!* (vgl. Literaturverzeichnis) übernommen.

Prüfen Sie Ihre Antworten sorgfältig. Was bringen sie ans Licht? Was ist Ihnen wichtig? Wie sehen Ihre Werte aus? Erlaubt Ihre Arbeit, dass Sie Ihren Werten treu bleiben, oder müssen Sie oft gegen Ihre Grundsätze verstoßen? Respektiert man Sie an Ihrem Arbeitsplatz? Sind Ihre Kollegen freundlich und bereit, Sie zu unterstützen? Arbeitet Ihr Team gut zusammen? Haben Sie eine Führungsposition inne? Wenn ja, können Sie delegieren oder glauben Sie, alles selbst machen zu müssen? Verdienen Sie genug oder reicht Ihr Verdienst gerade mal zum Überleben? Hätten Sie gern mehr Verantwortung?

Wenn Sie glücklich mit Ihrer Arbeit sind, fühlen Sie sich geschätzt, respektiert und in Ihrer Kreativität gefordert. Achten Sie darauf, dass diese drei Punkte gewährleistet sind. Wenn Sie sich in einem Job gefangen fühlen, der nicht mehr zu Ihnen passt, vielleicht sogar noch nie zu Ihnen gepasst hat, fassen Sie sich ein Herz. Es passiert ständig, dass Leute sich beruflich verändern. Sie müssen nirgends bleiben, wo Sie sich unwohl fühlen. Wenn Sie mehr Erfahrung oder zusätzliche Qualifikationen benötigen, um zu wechseln oder befördert zu werden, schließen Sie diese Lücken. Lassen Sie sich einen Termin bei der Berufsberatung geben und belegen Sie Kurse, die Ihnen das Selbstbewusstsein und die Qualifikationen vermitteln, die Sie für die nächste Stufe der Karriereleiter benötigen. Knüpfen Sie Netzwerke und verschicken Sie Blindbewerbungen.

Auf keinen Fall sollten Sie passiv herumsitzen und über Ihre Arbeitssituation klagen. Finden Sie heraus, was Sie ändern müssen, und tun Sie es. Die Aufgabe ist dieselbe, ob Sie einen neuen Job wollen oder nur Ihre Einstellung ändern müssen, um besser gelaunt zur Arbeit zu kommen: Stecken Sie sich konkrete Ziele und legen Sie los!

Anonyme Workaholics

Workaholics sind leicht zu identifizieren, wenn man die Symptome kennt. Diese Menschen machen sich selbst und anderen das Leben schwer. Studieren Sie die folgenden Symptome, um herauszufinden, ob Sie für einen arbeiten, mit einem zusammenleben oder vielleicht sogar selbst ein Workaholic sind!

- Nichts ist jemals gut genug.
- Nimmt alles an, was man ihm aufträgt/anbietet.
- Hasst es zu delegieren.
- Hat kaum soziale Kontakte.
- Verhält sich kritisch und ungeduldig gegenüber Untergebenen.
- Möchte seinen Vorgesetzten unbedingt gefallen.
- Zeigt zwanghaften Aktionismus.
- Kann sich nicht entspannen.
- Hat kein Interesse an unverbindlichem Plaudern.
- Denkt auch am Wochenende an seine Arbeit und kennt kaum ein anderes Thema.
- Mag es nicht, in Urlaub zu gehen.
- Liebt die Routine.
- Nimmt alles sehr ernst.
- Kommt früh ins Büro und geht spät nach Hause.
- Hat einen Haufen Urlaubstage angesammelt.
- Tut grundsätzlich mehr, als die Aufgabe verlangt.
- Zeigt mangelnde Kommunikationsfähigkeit.
- Hält Distanz zu anderen Menschen, beweist fehlendes emotionales Verständnis.
- Geht auch krank ins Büro.
- Hat keinen Sinn für Relationen; sieht das „große Ganze“ nicht.

Wenn Sie mit oder für einen Workaholic arbeiten, ist das purer Stress. Sollte Ihr Lebenspartner ein Workaholic sein, leidet Ihr Zusammenleben. Und falls Sie selbst ein Workaholic sind, sollten Sie die Symptome erkennen und Ihren Sinn für Realität zurückerobern. Arbeit kann Spaß machen, kreativ und inspirierend sein, aber all das geht verloren, sobald man sie zu ernst nimmt.

TIPP:

Es stimmt, dass niemand Aufgaben exakt so erledigt, wie Sie es tun würden. Doch das ist noch lange kein Grund, sich die ganze Welt auf die Schultern zu laden! Das Motto lautet: delegieren, delegieren, delegieren! Geben Sie anderen die Chance, sich zu beweisen, und gönnen Sie sich selbst eine verdiente Atempause.
Welche drei Aufgaben könnten Sie zu Hause an andere abgeben?
Welche drei Aufgaben könnten Sie am Arbeitsplatz an andere weitergeben?
Geben Sie diese Aufgaben ab. Je öfter Sie es üben, umso leichter fällt Ihnen das Delegieren.

Bellas Geschichte

Bella ist verheiratet und hat zwei Kinder im Alter von drei und sieben Jahren. Sie arbeitete Vollzeit bei einer Bank, als sie mich um ein Life Coaching bat. Ihr Mann Mark hatte eine lange Fahrstrecke ins Büro und kam abends nicht vor 19 Uhr nach Hause. Bei unserem ersten Treffen fühlte sich Bella sehr niedergeschlagen und wollte mit mir über ihre Ehe sprechen. Sie glaubte, sich Mark zu entfremden (sie hatte kein Interesse an Sex und so ziemlich alles, was er sagte, brachte sie auf die Palme).

Nachdem sie mir mehr über ihren Alltag erzählt hatte, gestand sie, die Doppelbelastung Beruf und Haushalt würde sie sehr strapazieren, weshalb sie die meiste Zeit gereizt sei. Ihren typischen Tag beschrieb sie als „eine einzige Hetzerei von Anfang bis Ende“. Morgens weckte sie die Kinder und brachte sie zur Schule bzw. in den Kindergarten, bevor sie in die Bank eilte. Die Mittagspause ging für Einkäufe drauf, manchmal fuhr sie sogar nach Hause, um kurz aufzuräumen. Die Lage hatte sich so zugespitzt, dass sie anfing, sowohl ihre Arbeit in der Bank als auch ihre Arbeit zu Hause zu hassen. Beides wurde getan, aber sie hatte keine Minute Zeit für irgendetwas anderes und schon gar nicht für die Beziehung zu ihrem Ehemann. Es ist verblüffend, wie viele Klienten mit einem vermeintlichen Beziehungsproblem zu mir kommen, das sich auf den zweiten Blick als Koordinationsproblem herausstellt.

Bella hatte sich so danach gesehnt, die perfekte Mutter und Karrierefrau zu sein, dass sie sich lange Zeit geweigert hatte, ihren wahren Gefühlen ins Auge zu sehen. Jetzt brauchte sie Lösungen, die sie in die Lage versetzten, den Spagat zwischen Beruf und Haushalt besser zu meistern und sich so ein Stück Lebensqualität zurückzuerobern. An ihrer Protokollierung einer typischen Woche erkannte man leicht, warum sie sich überfordert und niedergeschlagen fühlte. Sie beschloss, in einem ersten Schritt die Situation mit ihrem Mann durchzusprechen, statt nichts zu sagen und einen stillen Groll gegen ihn zu hegen. Bei einer genauen Betrachtung ihrer finanziellen Lage kamen sie zu dem Schluss, dass an verschiedenen Stellen Einsparungen möglich waren, sodass Bella Teilzeit arbeiten könnte, bis die Kinder älter waren. Sie verständigten sich schnell auf ihren neuen Weg und schafften es sogar, ein paar Tage Urlaub zu machen, um ihre Entscheidung zu feiern.

Arbeiten Sie an Ihrer Work-Life-Balance

Vielleicht haben Sie nicht die Lust oder Möglichkeit, Ihre Arbeitszeit zu verringern. Trotzdem müssen Sie sich nicht aufreiben, um alle Verpflichtungen unter einen Hut zu bringen.

- Wenn Sie den Eindruck haben, die ganze Hausarbeit zu leisten bzw. mehr zu machen als alle anderen, sagen Sie das Ihrer Familie. Zählt Ihr Mann zu den erwähnten 84 Prozent Haushaltsmuffeln, müssen Sie ein offenes Wort mit ihm reden. Begegnen Sie ihm nicht aggressiv oder mit Schuldzuweisungen, weil beides nichts bringt. Stattdessen weisen Sie ihn in ruhigem Ton darauf hin, dass es ebenso sein WC, Fußboden, Kühlschrank, Geschirr, Teppich etc. ist, die sauber gemacht werden, und ebenso seine Lebensmittel und Mahlzeiten sind, die gekauft und zubereitet werden müssen. Falls Sie zögern, dieses Thema anzuschneiden, seien Sie gewarnt: Sämtliche Hausarbeit wird für immer an Ihnen hängen bleiben, wenn Sie nicht rechtzeitig vorbeugen und

Ihren Standpunkt klar darlegen. Eine Alternative wäre, sich die Kosten für eine Putzhilfe und Essen vom Lieferservice zu teilen!

- Wenn Sie Kinder haben, lassen Sie sie nach dem Rotationsprinzip einfache Aufgaben im Haushalt übernehmen. Schreiben Sie einen Plan, an den Sie sich strikt halten. Lassen Sie Ihre Kinder einen Teil ihres Taschengelds verdienen. Das ist meine Strategie für kleine Leute, die viel Unordnung machen. Wenn Sie nicht eingreifen, wachsen sie zu großen Leuten heran, die noch mehr Chaos verursachen. Erziehen Sie Ihre Kinder von klein auf zu Ordnung und Verantwortungsbewusstsein.
- Gewöhnen Sie sich an, Arbeitsprobleme am Arbeitsplatz und Haushaltsprobleme zu Hause zu lassen. Ziehen Sie klare Grenzen und lassen Sie nicht zu, dass ein Bereich Ihres Lebens dem anderen Zeit und Aufmerksamkeit stiehlt.
- Gönnen Sie sich ein echtes Wochenende! Gehen Sie, wenn Sie selbstständig sind, nicht ans Geschäftstelefon und verbringen Sie die Zeit mit der Familie oder mit Freunden.

Wenn Sie beides wollen – Beruf und Familie –, ohne unter der Doppellast zusammenzubrechen, müssen Sie Intelligenz und Kreativität beweisen und vor allem eines tun: Sie müssen delegieren. Statt in allem nach Perfektion zu streben, machen Sie sich bewusst, dass dies Ihr Leben ist und Sie es genießen sollten. Den Tag, an dem nichts mehr im Haushalt zu tun ist, wird es nie geben. Warum finden Sie sich nicht gleich damit ab? Entspannen Sie sich und bewahren Sie Ihren Sinn für Humor. Es wird immer Böden zu putzen, Abendessen zu kochen und Wäsche zu waschen geben. Sehen Sie die Dinge in der richtigen Relation und besorgen Sie sich Hilfe, wenn Sie welche brauchen. Legen Sie eine langsamere Gangart ein; nehmen Sie sich die Zeit, Ihr Leben zu genießen. Sie verdienen es!

Gute Laune am Arbeitsplatz

Wenn Ihre berufliche Situation Ihnen zusetzt, widerstehen Sie der Versuchung, in die Opferrolle zu schlüpfen und zu viel

Stress die Schuld zu geben. Sie bringen Ihre eigene Laune mit an den Arbeitsplatz. Seien Sie grundsätzlich freundlich und heiter. Begegnen Sie Problemen mit positiver Einstellung und suchen Sie nach kreativen Lösungen. Ihre offene und optimistische Haltung veranlasst Ihre Kollegen, Ihnen zu helfen und Sie zu unterstützen. Außerdem tragen Sie so zu einem angenehmen Arbeitsklima bei. Und Sie können Ihren Chef beeindrucken, ohne sich krank zu schuften. Arbeiten Sie intelligent und kreativ und lösen Sie Probleme, statt sie zu erzeugen.

Beherzigen Sie die folgenden Punkte und geben Sie am Arbeitsplatz Ihr Bestes. Falls sich Ihre Situation trotz aller Anstrengung nicht bessert, werten Sie das als Zeichen, dass es Zeit ist, sich um eine andere Stelle zu bemühen, wo man Ihre Begabungen eher zu schätzen weiß.

1. **Machen Sie durch Zuverlässigkeit auf sich aufmerksam.** Führen Sie Projekte zu Ende und kommen Sie pünktlich zu Besprechungen.
2. **Seien Sie freundlich zu allen und sprechen Sie Ihre Kollegen mit ihrem Namen an.** Darauf werden sie positiv reagieren und sich ihrerseits merken, wer Sie sind.
3. **Setzen Sie realistische Fristen** bzw. schätzen Sie ruhig die Zeit, die Sie für ein Projekt brauchen werden, sehr großzügig ein. Wenn Sie früher fertig sind, erwecken Sie den Eindruck besonderer Effizienz.
4. **Machen Sie Ihre Leistungen publik.** Ihre Leistungen und Erfolge beeindrucken Ihre Vorgesetzten mehr als die Anzahl der Stunden, die Sie an Ihrem Schreibtisch verbringen.
5. **Erwecken Sie einen selbstsicheren Eindruck.** Wussten Sie, dass 55 Prozent des äußeren Eindrucks auf nonverbaler Kommunikation beruhen? Achten Sie auf eine Körpersprache, die Selbstsicherheit ausstrahlt, sowie auf direkten Augenkontakt. Und lächeln Sie!
6. **Zeigen Sie Interesse und Begeisterung.** Und sorgen Sie dafür, dass beides auch hörbar wird. Überprüfen Sie Ihre Telefonstimme und die Nachricht auf Ihrem Anrufbeantworter. Sollten Sie ein wenig lahm und müde klingen, üben Sie, bis das nicht mehr der Fall ist.

7. **Räumen Sie Ihren Schreibtisch auf** und dekorieren Sie ihn mit Blumen oder einer Zierpflanze. Das macht einen organisierten und zugleich kreativen Eindruck.
8. **Denken Sie an die Geburtstage Ihrer Kollegen** und schicken Sie ihnen eine Karte oder eine kleine Aufmerksamkeit. Rituale am Arbeitsplatz sorgen für ein besseres zwischenmenschliches Klima.
9. **Seien Sie ein Teamplayer,** indem Sie die Bemühungen anderer grundsätzlich unterstützen. Legen Sie Wert auf gute Beziehungen zu den Kollegen.
10. **Knüpfen Sie Netzwerke und erzählen Sie anderen von dem, was Sie tun.** Kontakte am Arbeitsplatz sind das beste Sprungbrett für eine höhere Position oder neue Karriere.
11. **Lassen Sie nicht zu, dass schwierige Kollegen die Atmosphäre vergiften.** Diskutieren Sie Probleme ruhig und vernünftig, aber teilen Sie Ihren Kollegen mit, dass Sie schlechtes Benehmen Ihnen gegenüber nicht tolerieren.
12. **Sagen Sie es offen, wenn Sie von anderen beeindruckt sind.** Sogar Ihr Chef wird sich über Ihr Lob freuen. Anerkennung gefällt jedem.
13. **Wenn Sie sich ärgern, holen Sie tief Luft** und zählen Sie bis zehn. Falls das nicht hilft, zählen Sie weiter, bis Sie Ihre Emotionen wieder im Griff haben. Auf keinen Fall sollten Sie sich am Arbeitsplatz zu wütenden Reaktionen hinreißen lassen – das ist sehr unprofessionell. Nachdem Sie sich beruhigt haben, sehen Sie klarer und wissen, wie Sie sich am besten verhalten.
14. **Kein Jammern und Tratschen!** Beides erzeugt Misstrauen. Klatsch und Tratsch fallen immer auf die Falschen zurück.
15. **Bewahren Sie Ihren Sinn für Humor.** Der vielleicht wichtigste Rat. An schlechten Tagen ist Humor ein Lebensretter, gute verwandelt er in grandiose Tage!

Auszeit:

FÜNF-MINUTEN-ENTSPANNUNG

Schließen Sie Ihre Augen und entspannen Sie sich. Verlangsamen Sie Ihre Atmung und merken Sie, wie Ihr Körper alle Anspannungen loslässt.
Visualisieren Sie Ihren perfekten Job. Malen Sie sich die Umgebung so detailliert wie möglich aus. Wenn Sie in einem Büro tätig sind, sehen Sie es deutlich vor sich. Wenn Sie Lehrer sind, sehen Sie das Klassenzimmer, in dem Sie unterrichten. Landschaftsarchitekten sehen eine Grünanlage, Frisöre einen Frisörsalon. Gestalten Sie diese Fantasie so real wie möglich und stellen Sie sich selbst in ihren Mittelpunkt.
Arbeiten Sie allein oder mit Kollegen? Was sind das für Leute? Sehen Sie sich auf dem Weg zur Arbeit. Welches Verkehrsmittel benutzen Sie? Oder gehen Sie zu Fuß? Wie sind Sie gekleidet? Wie fühlen Sie sich? Wo essen Sie zu Mittag? Mit wem unterhalten Sie sich? Wie ist die Atmosphäre?
Lassen Sie die Visualisierung Ihres perfekten Jobs so plastisch wie möglich werden. Erleben Sie, wie viel Spaß Sie haben. Fühlen Sie Ihre Zufriedenheit und Freude. Beobachten Sie, wie Sie lächeln und sich pudelwohl fühlen. Merken Sie, wie zuversichtlich und entspannt Sie sind und wie freundlich Ihre Kollegen reagieren. Sehen Sie Ihren Traumjob in leuchtenden Farben und hören Sie sogar die Geräusche, die ihn begleiten. Machen Sie ihn so real wie möglich!
Wenn Sie bereit sind, öffnen Sie Ihre Augen. Machen Sie sich bewusst, dass Sie Ihrem Traumjob einen Schritt näher gekommen sind, denn das sind Sie tatsächlich.

Erfüllte Beziehungen

Ich muss mich körperlich zu einem Mann hingezogen fühlen. Aber ich kann nicht auf Dauer mit jemandem zusammen sein, nur weil der Sex toll ist. Dazu dauern Orgasmen nicht lange genug.

COURTNEY COX-ARQUETTE

Nein, tun sie wirklich nicht. Natürlich wollen wir verrückt nach unserem Partner sein, aber wir brauchen mehr als nur tollen Sex in einer Partnerschaft. Wir wünschen uns Freundschaft, Liebe und emotionale Nähe.

Eine 2001 in Großbritannien erhobene Umfrage ergab, dass über ein Drittel der 18- bis 49-jährigen Frauen Single und ein Drittel davon auf der Suche nach einem Langzeitpartner ist. Wie es aussieht, haben viele Frauen ihren Traumprinzen noch nicht gefunden. In der gleichen Umfrage äußerte sich über die Hälfte der Single-Frauen optimistisch, schon im nächsten Jahr den richtigen Partner zu finden. Natürlich ist eine positive Einstellung eine gute Ausgangsbasis; wird sie durch ein Verständnis der Psychologie von Partnerschaften ergänzt, wachsen die Chancen auf eine harmonische Beziehung.

„Mit meinem Traummann würde ich mich endlich komplett fühlen – das weiß ich“, „Wäre mein Chef nicht so fordernd, hätte ich Zeit, mehr auszugehen und Leute kennenzulernen“, „Würden meine Eltern mich nicht dauernd kritisieren, hätte ich mehr Selbstvertrauen“. Ach so, wenn bloß die Umstände und die Menschen um Sie herum anders wären, hätten Sie schon längst Ihre perfekte Beziehung? Träumen Sie weiter! So funktioniert die Sache absolut nicht.

Wenn Sie *alle* Ihre Beziehungen betrachten – zu Ihrem Partner, Familienmitgliedern, Freunden –, glauben Sie vielleicht, Ihr Leben wäre um einiges leichter, wenn nur ein paar dieser Leute sich ändern würden? Aber aufgepasst: Wenn Sie darauf warten, dass *irgendjemand* sich ändert, damit sich Ihr Leben verbessert, dann verhalten Sie sich wie ein Opfer und geben Ihre Macht weg. Hängt Ihr persönliches Glück davon ab, wie andere sich verhalten, haben Sie den Sinn für Ihr Selbst verloren und keine Ihrer Beziehungen wird funktionieren. Sie können Ihre gegenwärtigen Verbindungen transformieren und neue, aufregende Freunde und Liebhaber in Ihr Leben holen, aber das erfordert einen komplett neuen Ansatz.

Welche Art von Beziehungen ziehen Sie an?

Erfolgreiche Beziehungen stehen und fallen mit Ihnen. Es fällt Ihnen schwer, das zu glauben? Versuchen Sie etwa immer noch, Ihrem Ex die Schuld am Scheitern Ihrer Beziehung zu geben? Ärgern Sie sich immer noch über Ihre Eltern und kommen sich vor wie ein kleines Kind, jedes Mal, wenn Sie sie besuchen? Fühlen Sie sich von Ihren Freunden manchmal im Stich gelassen? Machen Sie eine Liste aller wichtigen Menschen in Ihrem Liebes-, Gesellschafts-, Familien- und Arbeitsleben. Wen auf dieser Liste würden Sie gern ändern? Schreiben Sie präzise auf, wie diese Person(en) sich Ihrer Meinung nach ändern sollte(n). Sehen Sie Ihre Liste genau an und werfen Sie sie dann weg. Verabschieden Sie sich von allen Illusionen, das Verhalten von irgendjemandem ändern zu können, und vor allem von der Vorstellung, dass Sie in der Lage sein werden, Ihren Partner zu ändern, *wenn Sie ihn nur stark genug lieben*. Männer heiraten Frauen in der Erwartung, dass diese sich nie ändern, und Frauen heiraten Männer in der Hoffnung, sie ummodeln zu können. Wir sind von verschiedenen Planeten, ohne Zweifel. Aber egal, ob Sie vom Mars, der Venus oder der Erde kommen, bleibt die Wahrheit immer dieselbe: Sie können nur sich selbst ändern. Diese Erkenntnis ist der magische Schlüssel für harmonische Beziehungen.

Die Art und Weise, wie Menschen auf Sie reagieren, ist ein Spiegel der Art und Weise, wie Sie sich selbst fühlen. Eine Reihe von Beispielen:

So fühlen Sie sich:	So reagieren andere:
selbstbewusst	respektvoll
ärgerlich, wütend	feindselig

urteilend	kritisch
unsicher	mit wenig Vertrauen
positiv	aufgeschlossen und entgegenkommend
zufrieden und mit sich im Reinen	versöhnlich
körperbewusst und attraktiv	interessiert, von Ihnen angezogen
negativ	gelangweilt, ohne Sympathie
schuldig	vorwurfsvoll
liebevoll	freundlich und fürsorglich

Wenn Sie sich selbst respektieren, merken andere das und behandeln Sie mit der Achtung, die Sie verdienen. Wenn Sie sich selbst lieben und wertschätzen, werden Sie von anderen geliebt und wertgeschätzt. Denken Sie schlecht über sich und sind voller Selbstkritik, reflektiert Ihre Umwelt auch das. Verhalten Sie sich wie ein Opfer, ziehen Sie alle Täter von nah und fern an. (Opfer brauchen Täter, Täter brauchen Opfer.) Wenn Sie wenig Selbstvertrauen haben, werden Sie Ihre Umwelt bald überzeugt haben, dass Sie eine Niete, nichtsnutzig, mitleiderregend etc. sind. Und wenn Sie sich schuldig fühlen, werden bald alle versuchen, Sie für ihre Unzulänglichkeiten zur Rechenschaft zu ziehen.

Ihre tiefsten Gedanken und Überzeugungen über Sie charakterisieren Ihr Energiefeld, Ihre Aura. Ohne dass Sie nur ein Wort sagen, spüren andere die Vibrationen, die Sie aussenden. Achten Sie beim nächsten Mal, wenn Sie jemandem vorgestellt werden, auf die „Signale", die er aussendet. Selbstbewusste Menschen strahlen Autorität und Selbstachtung aus, die Sie instinktiv spüren, noch bevor etwas gesagt wird. Umgekehrt trägt seine Negativität unübersehbar mit sich, wer wenig Selbstachtung und wenig Selbstbewusstsein hat.

Denken Sie daran, wie Sie bestimmte Reaktionen von den Menschen in Ihrem Umfeld anziehen. Wie ist Ihr persönliches

Energiefeld beschaffen, um genau diese Reaktionen hervorzurufen?

Führen Sie sich vor Augen, dass niemand Sie zwingen kann, auf bestimmte Weise zu empfinden. Ihre Gefühle entstehen ganz allein in Ihnen selbst. Wenn Sie nicht verstehen, warum jemand Sie schlecht behandelt, stellen Sie sich die Gegenfrage: „Warum lasse ich mich so schlecht behandeln?" Sofern Sie sich selbst respektieren und an sich glauben, könnte es das Beste für Sie sein, diese Beziehung zu beenden.

Sie sitzen am Steuer Ihrer Beziehungen

Wenn Ihre Beziehungen die tiefsten Überzeugungen über Sie spiegeln, bedeutet das: Sie haben das perfekte Trainingsterrain direkt vor Ihrer Haustür! In der Behandlung von Beziehungsproblemen weise ich meine Klienten immer darauf hin, dass das, was sie gerade durchmachen, genau die Lektion ist, die sie zu diesem Zeitpunkt ihres Lebens lernen müssen. Warum auf die Suche nach emotionaler und spiritueller Erleuchtung gehen, wenn Ihre realen Beziehungen der beste Workshop sind, den Sie sich wünschen können? Jetzt kommt es nur noch darauf an, maximal von diesem „Reality-Workshop" zu profitieren.

Durch die Vibrationen, die Ihr persönliches Energiefeld aussendet, ziehen Sie bestimmte Menschen und Umstände in Ihre Umlaufbahn und schaffen dadurch die Realität Ihres Lebens. Wenn alles prima läuft – reges Sozialleben, ein wunderbarer neuer Mann, harmonisches Familienleben –, ist das leicht zu akzeptieren. Laufen die Dinge weniger rund, fällt es schwerer, die Verantwortung für die Qualität Ihrer Beziehungen zu übernehmen. Wenn Ihr Partner und Sie einen hässlichen Streit haben, ist es schwierig, dahinter eine Lektion zu erkennen. Wer kann schon philosophisch sein, wenn die Emotionen verrückt spielen? Bröckelt eine Freundschaft oder regen Sie sich über Ihre Mutter auf, ist es schwer zu glauben, dass Sie selbst diese Situationen herbeigeführt haben. Wer um Himmels willen würde freiwillig Zwietracht in sein Leben holen? Wenn eine Beziehung in Gefahr scheint, warten Sie, bis sich die Gemüter abgekühlt haben, und werfen Sie dann einen nüchternen Blick

TIPP:

Sie können Ihre Beziehungen nur ändern, indem Sie die Signale ändern, die Sie selbst aussenden. Immer wenn Sie Ihren Blick auf die andere Person richten, blicken Sie in die falsche Richtung. Das wird Ihnen die folgende Übung beweisen.

- Denken Sie an eine Zeit zurück, als Sie versucht haben, jemanden zu ändern.
- Wie haben Sie versucht, das Verhalten dieser Person zu ändern?
- Was war das Ergebnis?
- Beschreiben Sie, welche Beziehung Sie heute zu dieser Person haben.
- Haben Ihre Versuche, diese Person zu ändern, Auswirkungen auf Ihre Beziehung zu ihr gehabt? Wenn ja, welche?
- Sind Ihnen je sich wiederholende Muster in Ihren Beziehungen aufgefallen?
- Sind Sie je zu lange in einer unglücklichen Beziehung geblieben?
- Wenn ja, warum?
- Welche Gefühle hatten Sie gegenüber der anderen Person?
- Befinden Sie sich nach wie vor in dieser Beziehung?
- Welche Gefühle hegen Sie sich selbst gegenüber?

Denken Sie über Ihre Antworten nach und prüfen Sie, inwiefern Ihre eigenen Gefühle gegenüber sich selbst durch andere Personen reflektiert wurden. Wenn Sie sich selbst respektieren und wertschätzen, unterhalten Sie nur zu solchen Menschen Beziehungen, die Sie ebenfalls wertschätzen. Warum sollten Sie mit jemandem Ihre Zeit verbringen, der das nicht tut?

auf die persönlichen Besonderheiten, die involviert sind. Nach dem emotionalen Feuerwerk – ruhig gesagt, gebrüllt oder nur gefühlt – kehrt eine Phase der Stille ein, die es Ihnen erlaubt, die Situation mit neuem, distanzierterem Blick zu betrachten.

Eine Klientin erzählte mir neulich, jeder in ihrem Umfeld würde ihr plötzlich mit Wut begegnen. Als ich vermutete, das könne daran liegen, dass sie selbst wütend sei, stritt sie dies vehement ab. Das Gegenteil sei der Fall, meinte sie. Wutausbrüche seien ihr verhasst und sie selbst achte sehr darauf, nie wütend aufzutreten. „Diese Art Mensch bin ich einfach nicht", sagte sie.

Auf meine Frage, was sie denn mit ihrer Wut anstelle, reagierte sie perplex und erklärte, sie einfach nicht zuzulassen. Weil sie ihren Groll ständig unterdrückte, gab es in ihrem Energiefeld einen regelrechten Wutstau, der der Grund war, warum sie, wo immer sie hinging, wütende Menschen anzog. Schließlich akzeptierte meine Klientin, dass sie tief in ihrem Innern extrem viel Wut beherbergte. Die Wutmanagement-Techniken, mit denen wir daraufhin arbeiteten, erlaubten es ihr, zu ihrem Groll zu stehen und ihn auf harmlose Weise loszuwerden.

Die Lektionen in Ihrem „Reality-Workshop" reichen von subtil bis offensichtlich, sofern Sie bereit sind, sie zu lernen. Sobald Sie akzeptieren, dass alle Ihre Beziehungen ein Spiegelbild Ihrer Beziehung zu sich selbst sind, verfügen Sie über ein phänomenales Instrument für Ihr persönliches Wachstum.

ÜBUNG:

Das Steuer übernehmen

Statt den Blick nach außen zu richten und anderen die Schuld zu geben, wenn in Ihren Beziehungen etwas fehlt, sollten Sie innehalten und diese zwei wichtigen Fragen beantworten:

1. „Was sagt mir diese Beziehung über mich selbst?"
2. „Wie kann ich diese Einsicht nutzen, um meine Beziehungen zu verbessern?"

Blicken Sie tief in Ihr Inneres und suchen Sie nach sich wiederholenden Gedanken-, Verhaltens- oder Emotionsmus tern. Dann beantworten Sie folgende Fragen:

- Haben Sie diese Muster schon früher in Verbindung mit dieser Person erlebt?
- Haben Sie diese Muster je gegenüber anderen Personen ausagiert?

- Was verrät Ihnen diese Beziehung über sich selbst?
- Könnten Sie Ihre Muster verändern, sodass sie positiver und nützlicher werden?

Wenn Sie Teil einer schlechten Beziehung sind und sich weiter so verhalten und reagieren wie bisher, wird alles bleiben wie bisher. Ändern Sie dagegen Ihr Verhalten und Ihre Reaktionen, wird sich auch Ihre Beziehung ändern – oder sie zerbricht. Sie sitzen am Steuer!

AUSZEIT:

Die folgende Wutmanagement-Technik arbeitet mit Ihrer Atmung. Wenden Sie sie an, wenn Sie Ihre Wut unter Kontrolle bringen oder in einer Situation mehr Bewusstsein und Klarheit gewinnen wollen. Eine glänzende Methode sich zu beruhigen, die zudem den Vorteil hat, dass sie nach außen nicht sichtbar ist.

- Langsam einatmen, während Sie bis fünf zählen.
- Die Luft anhalten, während Sie bis fünf zählen.
- Langsam ausatmen, während Sie bis fünf zählen.
- Bis fünf zählen, bevor Sie das nächste Mal Luft holen.
- Diesen Zyklus einige Male wiederholen.

Sie sollten sich nun gesammelt und erfrischt fühlen. Halten Sie das Steuer fest in der Hand und benutzen Sie Ihren klaren Kopf, um anstehende Entscheidungen zu durchdenken. Was müssen Sie tun, um das Ergebnis zu erzielen, das Sie sich wünschen?

Wie gesund sind Ihre Beziehungen?

Mick und ich hatten uns dieses wundervolle Leben erschaffen. Das war, was den Entschluss zur Scheidung so schwierig machte. Ich ertrug seine Untreue einfach nicht mehr ... Ich hatte wirklich geglaubt, ihn ändern zu können. Dass er sesshaft, ein wunderbarer Partner, Vater und Ehemann werden würde. Doch ich musste mich geschlagen geben.

JERRY HALL

Wie viel lassen Sie sich gefallen? Was sind Sie um des lieben Friedens willen bereit zu tolerieren? Wer treibt Sie an Ihre Grenzen – und manchmal darüber hinaus? Passiert es Ihnen, dass Sie sich für die Emotionen anderer verantwortlich fühlen? Geben Sie sich manchmal die Schuld, wenn Menschen, die Ihnen nahestehen, wütend reagieren? Können Sie in Ihren Beziehungen ganz Sie selbst sein?

Sobald Sie anfangen, Ihre Ziele zu verfolgen und Ihr Leben in die Hand zu nehmen, werden Sie merken, dass Sie mehr von Ihren Beziehungen zu erwarten beginnen. Wenn Sie sich ändern, hat das zur Folge, dass sich auch Ihre Beziehungen ändern oder aber zerbrechen. Das liegt daran, dass Sie nicht länger bereit sind, sich mit armseligen Beziehungen abzufinden, die Ihre Bedürfnisse nicht erfüllen. Seien Sie also nicht überrascht, wenn Sie neue Maßstäbe an Ihre Freundschaften, Ihr Liebesleben und Ihre familiären Bande anlegen.

Psychologen sprechen von „gesunden" und „ungesunden" Beziehungen. Zu welcher Kategorie Ihre gehören, ist leicht festzustellen. Gesunde Beziehungen sind solche, die Ihre Grundbedürfnisse erfüllen. Diese Grundbedürfnisse erkennen Sie, indem Sie sich Ihrer persönlichen Grenzen bewusst werden. Grenzen sind Abgrenzungen, die wir vornehmen und die zeigen, was wir in unseren verschiedenen Beziehungen zu akzeptieren bereit sind. Stellen Sie sich dieses Konzept einmal räumlich vor. Wie viel physischen Raum beanspruchen Sie, wenn Sie einen Fremden treffen? Denken Sie nun an die physische Nähe, die Sie zu Ihrem Partner, Ihrer Schwester oder Freundin suchen. Fällt Ihnen eine Situation ein, als eine fremde Person zu schnell zu vertraut wurde und Sie sich durch ihre physische Präsenz bedrängt fühlten? Die Grenzüberschreitungen auf emotionaler Ebene sind subtiler. Wenn jemand zu vertraut tut oder Ihnen zu nahe tritt, fühlen Sie sich unbehaglich, weil Ihre emotionalen Grenzen verletzt werden. Um zu wissen, wo Sie Ihre Grenzen ziehen sollten, stellen Sie sich folgende Frage: „Wie weit möchte ich dieser Person entgegenkommen?“ Natürlich ziehen Sie in jeder Beziehung unterschiedliche Grenzen. Beispielsweise vertrauen Sie Ihrer besten Freundin unter Umständen Dinge an, die Sie Ihrem Partner nie erzählen würden. Ihre Fähigkeit zu vertrauen definiert Ihre Grenzen, wenn es darum geht, wie sehr Sie bereit sind, sich anderen zu öffnen. Sie können eine Beziehung grundsätzlich besser einschätzen, wenn Sie sich fragen, wie weit Sie jemandem körperlich oder emotional entgegenkommen *und sich dabei weiter wohl fühlen können*. Wenn Sie sich in einer Beziehung unbehaglich fühlen, ist das ein Zeichen, dass Sie eine Verletzung Ihrer persönlichen Grenzen zugelassen haben.

Machen Sie sich Ihre Grenzen bewusst, um zu verstehen, wer Sie wirklich sind, was Sie wirklich wollen und wie viel Sie wirklich bereit sind zu geben. Seien Sie sich darüber klar, dass Ihre Grenzen fließend sind und sich immer wieder verschieben. Nachdem Jerry Hall jahrelang vergeblich darauf gewartet hatte, dass Mick Jagger sich änderte, hatte sie irgendwann die Nase voll. Sie hatte geglaubt, ihn ändern zu können, und musste am Ende einsehen, dass sie es nicht konnte. Im Rückblick sagt Jerry: „Unsere Beziehung war sehr ungesund. Ich hätte ihn viel früher verlassen sollen … Nach der Scheidung fiel mir ein Stein vom Herzen, von Tag zu Tag werde ich glücklicher. Heute tue ich genau das, was ich will.“

Solange Sie Ihre Grenzen nicht kennen, können Sie nicht wissen, was in einer Beziehung gut oder schlecht für Sie ist. Ständig plagen Sie Zweifel: „Liegt es an mir oder an ihm?“, „Hat er recht?“, „Sollte ich tun, was er sagt?“, „Möchte ich das wirklich oder tue ich es nur ihm zuliebe?“, „Was will ich eigentlich?“, „Bin ich unfair?“, „Wie lange soll ich mir das noch ansehen?“, „Warum bin ich bloß so unentschlossen?“. Falls

Ihnen eine dieser Fragen bekannt vorkommt und Sie sich jemals bedrängt, überwältigt oder – speziell in Liebesbeziehungen – mit Haut und Haaren vereinnahmt gefühlt haben, sollten Sie dringend Ihre Grenzen überprüfen. Fragen Sie sich, wie weit Sie zu gehen bereit sind, und gehen Sie keinen Millimeter weiter! Nicht vergessen: Solange Sie selbst Ihren Wert nicht kennen und begreifen, wie können Sie das von anderen erwarten?

Tipp:

Intuitiv wissen Sie immer, was richtig und was falsch für Sie ist. Die innere Stimme Ihrer Intuition flüstert Ihnen ständig nützliche Informationen zu. Je mehr man eine Sache übt, desto besser beherrscht man sie. Trainieren Sie deshalb ab sofort Ihre Fähigkeit, auf Ihre Intuition zu hören.

- Gewöhnen Sie sich an, zwischendurch immer wieder nach innen zu horchen und sich mit Ihren Gefühlen zu verbinden.
- Reflektieren Sie über das, was mit Ihnen und um Sie herum geschieht.
- Stellen Sie sich konkrete Fragen wie: „Welchen Einfluss übt diese Entscheidung auf mich aus?“, „Tut mir diese Person gut?“, „Wie sind meine Gefühle in dieser Sache?“, „Werden meine Bedürfnisse erfüllt?“, „Ist mir unbehaglich zumute?“.

Machen Sie häufiger in Ihrem Tagesverlauf eine solche Bestandsaufnahme. Sie werden auf neue, verblüffende Ideen und Gefühle stoßen. Nutzen Sie die Informationen, die Sie empfangen, und handeln Sie entsprechend. Dann werden Sie feststellen, dass eine neue Leichtigkeit in all Ihre Beziehungen Einzug hält. Wenn Sie lernen, sich Ihre Gefühle bewusst zu machen und ihnen nicht auszuweichen, wenn sie auftauchen, wird Ihr Leben zunehmend leichter.

Liebe ist eine Droge

Laut neueren Forschungserkenntnissen ist die romantische Anziehung genauso ein biologisch verwurzelter Antrieb wie sexuelles Verlangen oder Hunger. Das erklärt, warum wir uns so leidenschaftlich und verrückt verlieben und gegenüber dem Objekt unserer Begierde so absurd und albern verhalten können: auf den ersten Blick wissen, er ist *der eine;* die ganze Nacht wach bleiben, falls er anruft; in Depressionen verfallen, falls er es nicht tut; schweben auf Wolke sieben, wenn er uns nur ansieht ... Liebe ist eine Droge, die die Macht hat, das Urteilsvermögen ansonsten vernünftiger Menschen zu vernebeln. Die Wissenschaft hat bestätigt, was wir schon lange wussten: Verliebtsein macht „high". Verursacht wird das „Liebeshoch" durch Phenylethylamin (PEA), einen chemischen Botenstoff, den der Körper produziert, wenn wir zum ersten Mal das physische Gefühl romantischer Liebe spüren. Sie kennen das: Die ganze Welt scheint rosarot und perfekt, Sie fühlen sich durch und durch wunderbar! Kein Wunder, dass wir schwach werden bei diesem Gefühl!

Leider ist das Hoch nicht von Dauer, und sofern Sie nicht aufhören, ihm nachzujagen, wird Ihre Liebesbeziehung das auch nicht sein. Wenn Sie dieses intensive Kribbeln brauchen, um sich davon zu überzeugen, dass Sie verliebt sind, flattern Sie ständig von einem Partner zum nächsten. Zwar sind romantische Gefühle wichtig, aber für sich allein nicht überlebensfähig, der anfängliche PEA-Schub reicht nicht aus, um Ihre Beziehung über Wasser zu halten, wenn das WC geputzt und der Müll weggebracht werden muss!

Wie schlägt Ihr Liebeskompass aus?

Ob Macho, süß und vertrottelt oder aalglatt und cool –
ich habe mich in die verschiedensten Männer verliebt.
Ich bevorzuge keinen bestimmten Typ. Männer sind
generell eine gute Sache.

JENNIFER ANISTON

Sicher finden auch Sie, dass Männer (die meiste Zeit) eine gute Sache sind, und staunen möglicherweise über Jennifers breit gefächerten Geschmack. Die Mehrzahl von uns verliebt sich unterdessen immer wieder in denselben Typ Mann und das hat wissenschaftliche Gründe.

Wir produzieren die Liebesdroge PEA in Reaktion auf Reize, die uns auf tiefster Ebene stimulieren. Wenn wir sehr jung sind, absorbieren und speichern wir alle freudigen und schmerzlichen Erlebnisse, die einen bleibenden Eindruck auf uns machen. Um zu beschreiben, wie dieser Prozess der sexuellen Prägung funktioniert, hat der Sexualforscher Dr. John Money das „Liebeskompass-Konzept" entwickelt. Jeder von uns verfügt über einen individuellen Liebeskompass mit all den positiven und negativen Prägungen, die bewirken, dass wir uns von jemandem sexuell angezogen fühlen.

Meine Freundin Lorraine verliebt und entliebt sich unentwegt. Als ihre letzte Beziehung (zu einem 15 Jahre jüngeren blonden Adonis) zu Ende ging, sagte sie: „Sofort als ich ihn das erste Mal sah, hatte ich dieses wunderbare, aufgeregte und hilflose Gefühl; er erweckte den Eindruck, als müsste man sich um ihn kümmern, und ich bekam ihn einfach nicht aus dem Kopf. Er wirkte so engelsgleich und jung, mit seinem süßen schiefen Lächeln, den langen blonden Haaren, und mir war klar, ich musste ihn unbedingt näher kennenlernen. Was sie auch tat, um bald festzustellen, dass es mehr braucht als ein schiefes Lächeln, wenn eine Beziehung von Dauer sein soll. Lorraine hat die Angewohnheit, sich in scheinbar unschuldige junge Männer zu verlieben, von denen sie glaubt, sie bräuchten nur die Liebe einer guten Frau (also ihre Liebe), um sich in den Mann ihrer Träume zu verwandeln. Sie mag es einfach, sich zu verlieben, und wenn die Geschichte früher oder später endet (die Jungs sind nie unschuldig genug!), zieht sie zum nächsten weiter und das Ganze geht von vorn los!

Wenn ein bestimmter Blick, ein Lächeln oder eine Frisur Sie beim Anblick eines Fremden in ein bebendes, zitterndes Etwas verwandelt, seien Sie sich dieser Tatsache bewusst. Genießen Sie das Kribbeln, aber erwarten Sie nicht, dass es genug ist für eine glückliche Ehe – ist es unter Garantie nicht! „Hoffnungslos" und „hilflos" sind Adjektive, die wir oft zur Beschreibung unserer Gefühle verwenden, wenn wir blind sind vor Liebe. Nüchtern betrachtet wissen Sie, dass dies keine Adjektive sind, mit denen Sie wirklich beschrieben werden wollen. Verstehen Sie mich nicht falsch: Ich bin ein Fan von Romantik und Verliebtheit, doch ich weiß, dass wir uns über unsere sexuellen

Prägungen erheben müssen, um eine harmonische Langzeitbeziehung zu führen.

ÜBUNG:

Ihr Liebeskompass

1. Auf welche äußerlichen Merkmale legen Sie gewöhnlich Wert?
2. Wie würden Sie den Männertyp beschreiben, der Sie am meisten anzieht?
3. Welche Eigenschaften (positive und negative) haben Ihre Ex-Freunde gemeinsam?
4. Würden Sie von sich behaupten, sich immer in denselben Typ zu verlieben?
5. Passt dieser Typ zu Ihnen?
6. Enden Beziehungen mit Ihrem bevorzugten Typ häufig in Tränen?

Diese Übung stammt aus meinem Buch *Be Yourself* (vgl. Literaturverzeichnis).

Positive Prägungen sind leicht zu erkennen. Vielleicht war Ihr Vater eine Sportskanone und nun fühlen Sie sich zu sportlichen Männern hingezogen. Vielleicht hatte Ihr älterer Bruder Haare, die in alle Himmelsrichtungen abstanden, und heute kriegen Sie bei jedem mit einem Haarschnitt wie Hugh Grant wackelige Knie. Solche Schwärmereien schaden nicht – es sei denn, die Beziehung hat kein anderes Fundament.

Natürlich gibt es auch negative Prägungen, die uns zu schlechten Beziehungsentscheidungen verführen. Geleitet von unseren sexuellen Prägungen, suchen wir uns häufig die falschen Partner aus. Es ist sogar möglich, dass wir uns geradezu suchthaft zu Männern mit bedenklichen Verhaltensmustern oder gewalttätigen Neigungen hingezogen fühlen. Von überraschend vielen meiner Klientinnen höre ich, dass sie immer wieder bei Männern landen, die keine Gefühle zeigen können. Gehen wir näher auf die Problematik ein, stellt sich oft heraus, dass sie einen emotional distanzierten Vater hatten. Denken Sie an Ihren eigenen Liebeskompass und suchen Sie nach sich wiederholenden Mustern, die – Ihnen Pech bringen. Erkennen Sie es, falls Sie jemandem, der Ihnen nicht gut tut, zwanghaft ergeben sind. Lassen Sie sich nicht mit Männern ein, die Ihnen emotionales Leid verursachen; „testen“ Sie zur Abwechslung mal einen ganz anderen Typ. Sie ziehen an, wen immer Sie zu verdienen glauben. Sie haben die Wahl, in wen Sie sich verlieben.

Positive Beziehungen

Sie sitzen am Steuer Ihrer Beziehungen. Geben Sie also nicht anderen die Schuld, wenn etwas schiefgeht. Ob es um Freundschaften, familiäre Bindungen oder Ihr Liebesleben geht, machen Sie sich stets bewusst, dass Sie diese Art von Beziehungen haben, weil Sie sie anziehen. Wenn Sie Ihre Ziele verfolgen und Ihr Leben in die Hand nehmen, lernen Sie schätzen, wie wertvoll positive, optimistische Menschen sind, die an Sie glauben. Solche Menschen werden als „Glaubensspiegel“ bezeichnet, weil sie Ihren Selbstglauben und Ihr Selbstvertrauen auf Sie zurückreflektieren. Wer feuert Sie an mit Sätzen wie: „Mensch, das schaffst du locker!“ oder „Ja, tu das!“? Wer ist immer für Sie da, hört Ihren Problemen zu und päppelt Sie auf, wenn Sie sich down fühlen? Wer von Ihren Freunden, Angehörigen und Liebhabern agiert als Ihr Glaubensspiegel? Diese Menschen wissen, wie sie eine bedeutungsvolle und umfassende Beziehung zu Ihnen pflegen, weil sie das Beste für Sie wollen. Manchmal nehmen wir diese wertvollen Menschen für selbstverständlich, während wir nach der Anerkennung anderer jagen, die wir zu beeindrucken versuchen oder bei denen wir uns beliebt machen wollen. Hier ein paar goldene Beziehungsregeln:

- Pflegen Sie mit allen gute Beziehungen. Erkennen Sie dabei, wer die Menschen sind, die mit Ihnen durch dick und dünn gehen würden.
- Wählen Sie Ihre Freunde sorgfältig aus.

- Behandeln Sic schwierige Beziehungen innerhalb der Familie mit Diplomatie und Takt.
- Vergewissern Sie sich, dass Ihr potenzieller Beziehungspartner alle Qualitäten besitzt, die für Sie wichtig sind – und nicht nur tolle blaue Augen!

AUSZEIT:

FÜNF-MINUTEN-ENTSPANNUNG

Schließen Sie Ihre Augen. Lenken Sie Ihre Aufmerksamkeit auf Ihre Atmung. Beruhigen Sie Ihre Gedanken, um sich voll und ganz auf die folgende Visualisierung konzentrieren zu können.

- Sie befinden sich in der Mitte eines Kreises von Freunden.
- Jeder in diesem Kreis hat Ihnen einmal nahegestanden oder tut dies noch immer. Integrieren Sie Angehörige, Liebhaber und enge Freunde in den Kreis. Das ist Ihr „Kreis der Liebe" – alle, die ihn ausmachen, sind in Ihr Leben getreten, um Ihnen etwas Wichtiges über Sie selbst mitzuteilen.
- Betrachten Sie alle in Ihrem Kreis der Reihe nach und fragen Sie sich zu jedem: „Welches Geschenk hat diese Person mir gebracht?"
- Lassen Sie nacheinander jede Person in Ihrem Kreis vortreten und ihr Geschenk an Sie übergeben.
- Es spielt keine Rolle, wenn Sie nicht wissen, worum es sich handelt. Nehmen Sie alle Geschenke, die man Ihnen überreicht, lächeln Sie und bedanken Sie sich.
- Wenn alle Ihre Geschenke überreicht haben, lösen Sie den Kreis auf. Bedanken Sie sich bei allen für die Geschenke, die sie Ihnen gebracht haben. Beenden Sie die Visualisierung.

Vielleicht haben Sie bereits einige, viele oder keine Ihrer Geschenke erkannt – mit der Zeit werden Sie alle erkennen. Nicht vergessen: Nicht alle Geschenke werden Ihnen verpackt und mit hübscher Schleife überreicht! Manche sind als Probleme oder Herausforderungen getarnt, damit Sie sie meistern und dadurch an persönlicher Stärke hinzugewinnen.

Werden Sie reich

*Ich habe nicht viel Ahnung, wie es ist, Millionär zu sein,
aber ich wette, ich wäre glänzend darin.*

DOROTHY PARKER

Natürlich wissen wir, dass sich Glück, Liebe, Frieden etc. nicht mit Geld kaufen lassen. Trotzdem würden wir alle für unser Leben gern herausfinden, welche Art Millionär wir abgeben würden. Bringen wir uns ein wenig in Stimmung, indem wir uns vorstellen, was es für ein Gefühl wäre, reich zu sein. Welche Vorzüge würde Reichtum Ihnen bringen, die Sie noch nicht genießen? Inwiefern würden Sie sich mit einem dicken Bankkonto anders fühlen? Merken Sie sich dieses Gefühl.

Kommen wir zur magischen Kraft positiver Gedanken. Erwarten Sie den Erfolg, wird er eintreten; rechnen Sie damit, sich wohlhabend und reich zu fühlen, werden Sie sich genauso fühlen; rechnen Sie mit einem warmen Geldsegen und er wird sich manifestieren.

Jim Carrey ist es mithilfe von positivem Denken und vieler der in diesem Buch vorgestellten Strategien gelungen, ein bekannter Hollywood-Schauspieler zu werden und viel Geld zu verdienen. Seiner Überzeugung nach manifestiert sich in unserem Leben, worauf wir unsere Gedanken konzentrieren. In einer Zeit, als noch niemand seinen Namen kannte, stellte er sich selbst einen Scheck über sieben Millionen US-Dollar aus, mit dem er visualisierte, zur „Top-Liga Hollywoods" zu gehören. Es ganz nach oben zu schaffen war immer sein Traum gewesen, und wie er sagt, träumt er ihn noch heute. Er glaubte hartnäckig daran, eines Tages Erfolg zu haben, und rechnete fest damit, irgendwann Millionenbeträge zu verdienen. Nachdem er für seinen letzten Film 20 Millionen US-Dollar Gage kassierte, besteht kein Zweifel, dass Jim Carrey ein Mann ist, der um die Macht positiver Visualisierungen weiß. Auch wenn Sie persönlich vielleicht nicht von einer Hollywood-Karriere träumen, können wir uns immer ein oder zwei Tricks abgucken bei jemandem, der es zu Erfolg gebracht hat.

Sie sind ständig im Begriff, durch die Kraft Ihrer Überzeugungen Ihre eigene Realität zu erschaffen, und Sie wissen, dass Sie anziehen, woran Sie überwiegend denken. Richten Sie Ihren Fokus auf Armut und Mangel, ziehen Sie genau das an. Wenn Sie denken und handeln, als wären Sie arm und in Not, wird das Ihre Realität sein.

Die Bedeutung von Reichtum

Reich (Adj.): viel Geld und Sachwerte besitzend, sehr wohlhabend, sehr vermögend, begütert (Person); mit vielen wertvollen und schönen Dingen (ausgestattet), üppig, reichhaltig, kostbar; ergiebig, gehaltvoll; groß, umfassend, vielfältig (aus: *Wahrig Deutsches Wörterbuch*, vgl. Literaturverzeichnis).

Ich liebe das Wörtchen „reich". In ihm klingen Verheißung und Wohlbefinden. Fühlen Sie sich reich? Reichtum hat nichts mit einem gut gepolsterten Bankkonto zu tun. Jemand kann reich an Geld sein, aber arm an den Dingen, die wirklich zählen. Stellen Sie sich zwei Personen vor. Die eine hat viel Geld, ist aber unsicher, was sie mit ihm anstellen soll; hat Angst, bestohlen zu werden, und fühlt sich schuldig wegen ihres Reichtums. Die andere hat deutlich weniger Geld, liebt aber ihr Leben und versteht es, das, was sie hat, zu genießen. Wer ist wohlhabender in Bezug auf die wahren Schätze des Lebens? Wer fühlt sich reicher? Wenn Sie sich reich an den positiven Dingen des Lebens fühlen, werden sich diese Dinge in Ihrem Leben manifestieren.

Eine prominente und außerordentlich wohlhabende Ex-Klientin von mir verbrachte den Großteil ihrer Zeit damit, vor Presse und Fans zu flüchten (außer wenn sie ihr jüngstes Projekt promotete). Sie wendete sich an mich, damit ich ihr half, ihren „Haufen" Beziehungsprobleme zu lösen. Und der Haufen war weiß Gott nicht klein! Die Glitzerwelt der Prominenten sieht enorm verlockend aus, und wer hätte sich noch nicht gewünscht, sich einmal unter die unverschämt Reichen und Schönen mischen zu können, doch es gibt eine Kehrseite. Äußerst schwierig wird es, wenn man keinen engen Freundeskreis hat, dem man Geheimnisse anvertrauen und die Probleme und Sorgen, die der VIP-Status unweigerlich mit sich bringt, mitteilen kann. Meine Klientin hatte in sehr kurzer Zeit den Weg von der Tellerwäscherin zur Millionärin (bildlich gesprochen) zurückgelegt und damit in ihren Beziehungen alle möglichen Probleme heraufbeschworen. Ihre Eltern erstarrten in Ehrfurcht vor ihrem Erfolg und Reichtum, was das Eltern-Tochter-Verhältnis empfindlich störte. Im Verhältnis zu ihrem Bruder und ihrer Schwester machte sich Distanz breit und sie glaubte, immer eine gewisse Skepsis zu spüren, die von den Geschwistern ausging. Als zu allem Überfluss auch noch einer ihrer Ex-Freunde Details aus ihrem Liebesleben an ein Boulevardblatt weitergab, fühlte sie sich extrem verletzt und angreifbar. Sie hatte sämtliches Vertrauen in die Menschen verloren, als sie meinen Rat suchte.

Schließlich zog sie sich von ihren alten Freunden zurück und traf auch ihre Familie seltener. Nach und nach baute sie sich einen neuen sozialen Kreis auf, dem sie vertrauen konnte. Ihre Familie fing sie erst wieder an häufiger zu sehen, nachdem sie sich stärker und weniger angreifbar fühlte. Bis dahin hatten sich alle ein Stück weit an ihren Ruhm und Reichtum gewöhnt, was die Wogen etwas glättete. Trotzdem waren ihre alten Beziehungen nie mehr so innig wie früher.

Warum erzähle ich Ihnen diese Geschichte? Nicht um Sie vor den Gefahren zu warnen, die es mit sich bringt, wenn man prominent und erfolgreich ist, sondern um aufzuzeigen, dass Geld allein längst keinen Reichtum im positiven, vorteilhaften und verheißungsvollen Sinne bedeutet.

AUSZEIT:

Nehmen Sie sich ein paar Momente Zeit und überlegen Sie, wann Sie zum letzten Mal ein Gefühl des Wohlbefindens und der Zufriedenheit hatten. Was hat dieses Gefühl ausgelöst? Stellen Sie sich vor, jetzt so zu fühlen. Wenn sich Ihr Leben reich und voll anfühlt, holen Sie nur das Beste in Ihre Welt. Halten Sie an diesem Gefühl fest.

Reiche Energie, arme Energie

Wenn Sie sich reich fühlen, sind Sie positiv, großzügig und beschwingt, strahlen Vertrauen, Aufgeschlossenheit und Überfluss aus. Was löst in Ihnen dieses Gefühl tiefer Zufriedenheit aus? Sind Sie reich an Freundschaften, Liebe, Gesundheit, Bewusstsein, Erfolg, Fähigkeiten, Interessen?

Das Gefühl, reich zu sein, umgibt Sie mit „reicher Energie“, die mehr positive Ergebnisse anzieht (Sie ziehen an, was Sie ausstrahlen). Indem Sie alles, was Sie haben, schätzen und den Überfluss des Guten im Universum erkennen, wird sich jeder Aspekt Ihres Lebens dramatisch verbessern.

Wenn Sie glauben, dass es in Ihrem Leben an irgendetwas mangelt, ist es allzu leicht, sich auf einen Mangel an Geld zu berufen. Denken Sie nicht kurzsichtig! Sie wissen, dass Geld nicht die Dinge kaufen kann, die Ihnen wahres Glück bringen. Wenn Sie sich arm fühlen, dann, weil Sie nicht genug von dem bekommen, was Sie wollen – ob Liebe, Aufmerksamkeit, Erfolg, Zuversicht, Geld oder was auch immer. Was ist es, was Ihnen Ihrer Meinung nach fehlt? Das Gefühl, arm zu sein, und eine negative, auf Angst gegründete Perspektive verleihen Ihnen eine Aura „armer Energie“ und drücken so jedem Aspekt Ihres Lebens – auch Ihren Finanzen – einen Stempel des Mangels auf. Verwandeln Sie „arme Energie“ in „reiche Energie“, indem Sie sich in dem Gefühl des Reichtums statt des Mangels bestätigen.

Immer wenn Sie ein Gefühl von Mangel und Entbehrung zu beschleichen droht, sagen Sie einige der Reichtums-Affirmationen aus Spalte A des folgenden Textes auf. Damit heben Sie Ihr Energielevel und Ihre Stimmung. Statt in einer negativen Weltsicht gefangen zu bleiben, die ein deprimiertes Opfer nicht änderbarer Umstände aus Ihnen macht, sollten Sie sich für Hoffnung statt Hoffnungslosigkeit, Wohlfühl-Überzeugungen und Reichtum statt Entbehrung entscheiden. Erweitern Sie Ihren Horizont, umarmen Sie die positive Energie des Universums und sorgen Sie dafür, dass Ihr Leben von Überfluss bestimmt ist.

A

Affirmationen des Reichtums

Ich glaube:
Je mehr ich gebe, umso mehr bekomme ich zurück.
Das Leben ist ein Fest.
Wir sind hier, um füreinander zu sorgen.
Ich kann meine Realität verändern.
Es ist immer genug für alle da.
Mangel ist ein von uns geschaffenes Konzept.
Wir sind alle miteinander verbunden.
Meine Überzeugungen sind verantwortlich für die Qualität meines Lebens.

B

Affirmationen des Mangels

Ich glaube:
Je mehr ich gebe, umso weniger habe ich.
Das Leben ist eine Enttäuschung.
Jeder ist letztlich allein.
Ich bin ein Opfer der Umstände.
Unsere Ressourcen werden immer knapper.
Mangel ist die einzige Realität.
Ich bin ein unbedeutendes Rädchen im großen Räderwerk des Universums.
Auf mein Schicksal habe ich keinen Einfluss.
(Aus meinem Buch *The Self-Esteem Workbook*, vgl. Literaturverzeichnis.)

Leben Sie in einer beängstigenden Welt oder in einem von Überfluss geprägten Universum? Welche Betrachtungsweise verleiht Hoffnung und Macht, welche garantiert, dass Sie Opfer bleiben? Es stimmt, dass lebenswichtige Ressourcen knapper werden, Gewässer verschmutzt sind, die Ozonschicht beschädigt ist, Menschen verhungern und in Kriegen sterben. Das sind Fakten, aber wie ist es so weit gekommen? Es herrscht eine Massenüberzeugung, dass es von nichts jemals genug für alle geben wird und wir uns darum bis in alle Ewigkeit die knappen Ressourcen streitig machen und uns bekämpfen müssen, um unser Überleben zu sichern. Das Konzept des Mangels haben wir aus unseren eigenen Ängsten und Gefühlen der Entbehrung selbst erschaffen. Mangel ist ein Konzept, das nur dann Realität wird, wenn wir daran glauben; gehen Sie ihm daher nicht auf den Leim! Im Universum herrscht Überfluss – es enthält alles, was wir brauchen. Wenn wir mit der Natur und miteinander kooperieren, stehen uns mehr als genug Ressourcen zur Verfügung. Stellen Sie sich nur vor, was passieren würde, wenn die Regierungen der Welt sich auf ein Bewusstsein des Überflusses verständigen würden. Wir wären alle reich und glücklich!

Immer flüssig sein

Denjenigen von Ihnen, die sich mehr Geld wünschen, rate ich: Fangen Sie wie immer bei Ihren Überzeugungen an. Nur so können Sie Ihre Realität verändern.

Wenn Sie sich den Kopf über Geld zerbrechen, katapultieren Sie sich in eine negative Spirale der Armut und Entbehrung. Wenn Sie negative Botschaften aussenden („Ich habe kein Geld", „Ich bin arm", „Ich kann meine Rechnungen nicht bezahlen"), untermauert Ihr Unterbewusstsein diese Überzeugungen und manifestiert sie weiter in Ihrer Realität. Sie bekommen mehr von dem, was Sie sich selbst immer wieder bestätigen. In diesem Kontext heißt das weniger Geld.

Überprüfen Sie daher Ihre Überzeugungen zum Thema Geld. Was holen Ihre Gedanken in Ihr Leben? Durch Ihre tiefen Überzeugungen über Geld definieren Sie Ihre finanzielle Situation. Wenn Sie zum Beispiel glauben, Geld sei schmutzig oder könnte Sie kompromittieren, ist es sehr unwahrscheinlich, dass es jemals großzügig fließen wird in Ihrem Leben – Sie würden sich wegen seines potenziell schädlichen Einflusses zu sehr verrückt machen. Wenn Sie sich irgendwo in Ihrem Innern einreden, nicht viel zu verdienen, werden Sie immer in Ihrer „armen Energie" gefangen bleiben (nur so viel bekommen, wie

Sie zu verdienen glauben). Wer eine unkomplizierte Beziehung zu Geld hat, kann es ohne schlechtes Gewissen oder negative Gefühle lieben und akzeptieren. Solche Menschen sind immer flüssig. Sofern Sie nicht weiter arm bleiben wollen, müssen Sie aufhören, sich um Geld den Kopf zu zerbrechen. Statt sich Sorgen zu machen, weil Sie arm sind, und sich ängstlich zu fragen: „Was fange ich ohne genügend Geld an?", sollten Sie sich fragen: „Was kann ich tun, um mehr Geld in mein Leben zu holen?"

TIPP:

Wiederholen Sie diese Affirmation: Der Überfluss des Universums gehört mir.
Wenn Sie diesen Satz nicht glauben, wiederholen Sie ihn so oft, bis Sie ihn glauben. Trennen Sie sich von Ihren Mangel-Überzeugungen, die Sie in jeder Beziehung arm halten, auch in Gelddingen. Halten Sie die Augen offen für Überfluss, wo immer Sie hingehen. Sie werden feststellen, dass es von allem mehr als genug gibt.

- Betrachten Sie die Tomatenscheiben in Ihrem Salat. Wie viele Kerne sehen Sie?
- Wie viel Liebe können Sie geben? Wie viel Liebe tragen Sie in Ihrem Herzen? Sie stecken voller Liebe – es herrscht kein Mangel.
- Die Eiche produziert genügend Eicheln, um den Fortbestand ihrer Art zu sichern – es sei denn, alle Eichen würden abgeholzt.
- Und sehen Sie nur, wie viele Kaulquappen den Teich bevölkern! Lauter zukünftige Frösche!

Richten Sie Ihren Fokus auf Überfluss und Sie finden ihn überall!

Werfen Sie einen nüchternen Blick auf den tatsächlichen Status Ihrer Finanzen, überprüfen Sie Ihre Einnahmen und Ausgaben, stopfen Sie Geldlöcher – Sie werden sich sofort souveräner fühlen und den Eindruck von mehr Kontrolle über Ihre finanzielle Situation haben.

Geld, Sex und Shopping

Die Scheidungsrate war nie höher als heute. 40 Prozent aller Ehen werden zurzeit geschieden, und wenn es um die Gründe für das Scheitern der Beziehung geht, werden Auseinandersetzungen über Geld und Sex an erster Stelle genannt. Ein Argument mehr, Ihre finanzielle Situation zu klären.

Die Beziehung zu Geld gleicht bei den meisten von uns der Beziehung zu Sex und Essen, denn sie ist komplex und mit starken Emotionen befrachtet. Wenn wir zu wenig haben, denken wir ununterbrochen an Geld; nur wenn wir genügend haben, besitzen wir die Zeit und Energie, an etwas anderes zu denken – auch das ist eine Parallele zu Sex und Essen. Können wir je genug Geld haben? Haben Sie genug? Wollen Sie mehr? Wie würde sich Ihr Leben Ihrer Meinung nach verbessern, wenn Sie mehr Geld hätten? Können Sie den anbetungswürdigen Pumps widerstehen, die so hinreißend an Ihnen aussehen würden? Geben Sie einen Großteil Ihres Gehaltes für Kleider, Schuhe und Co. aus, sobald es auf Ihrem Konto eingegangen ist? Haben Sie Schulden? Kein Grund zum Verzagen. Eine von einer führenden britischen Zeitschrift in Auftrag gegebene Umfrage brachte vor Kurzem ans Licht, dass die Befragten im Durchschnitt umgerechnet 3.000 Euro Schulden haben. Zehn Prozent schulden diesen Betrag allein ihrer Kreditkartengesellschaft; hinzu kommen Bankkredite und Überziehungszinsen. Sie stehen also bei weitem nicht allein da, wenn Sie über Ihre Verhältnisse leben!

Die Feminismus-Ikone Germaine Greer weiß: „Eine Frau ist immer zum Einkaufen gerüstet, sollte sich in ihrem vollgepackten Tag eine Gelegenheit dazu ergeben." Und obwohl sie diesen Satz ironisch meint, hat sie vermutlich recht: Die meisten von uns gehen hin und wieder für ihr Leben gern einkaufen, warum auch nicht? Manchmal lassen wir uns hinreißen, einen Haufen Geld für ein modisches Teil auszugeben – ab und zu muss man eben über die Stränge schlagen! Wird das allerdings zur Gewohnheit, häufen sich bald Schulden an.

Lifestyle-Experten unterscheiden zwei Formen der Extravaganz. Die erste dient zum Angeben; die zweite – verbreitetere – Form wird streng geheim gehalten. Diese zweite Form ist Ihnen persönlich bekannt, wenn Sie jemals ein neues Outfit in der hintersten Schrankecke versteckt und/oder beim Preis einer Neuerrungenschaft geschwindelt haben. Seien wir ehrlich: Wir alle haben uns schon mal heimlich einen Schuss Extravaganz gegönnt und ich bin ziemlich sicher, dass das gut für unser psychisches Gleichgewicht ist – aber nur *solange wir es uns leisten können*. Das ist der Haken! Wenn Sie für Ihr Leben gern shoppen und sich leisten können, was Sie kaufen, machen Sie um Himmels willen weiter – genießen Sie! Aber wenn Ihre Schulden nach und nach überhandnehmen, müssen Sie Ihre Ausgaben genauer im Blick behalten.

Ein Ausgabenbuch führen

Wenn Sie Ihre Finanzen klug verwalten, wissen Sie in allen Einzelheiten über Ihre Einnahmen und Ausgaben Bescheid und gehören damit zu einer verschwindenden Minderheit. Für die anderen, die am liebsten einkaufen bis zum Umfallen und nur äußerst selten ihre Bankauszüge kontrollieren, gibt es nur eine funktionierende Methode: Sie müssen ein Ausgabenbuch anlegen. Das ist nicht so schrecklich, wie Sie vielleicht glauben, sondern in vielen Fällen sogar eine große Beruhigung. Klienten, mit denen ich an einer Verbesserung ihrer finanziellen Situation arbeitete, stürzte die Aussicht, ihre Ausgaben schwarz auf weiß zu dokumentieren, regelmäßig in Panik. Letztlich fanden jedoch alle, dass die Erfahrung hilfreich war und sie weiterbrachte.

ÜBUNG:

Wie gehen Sie mit Geld um?

Beantworten Sie die folgenden Fragen. Was verraten Ihre Antworten?

1. Geben Sie mehr aus, als Sie verdienen?
2. Würden Sie sich als zum Geldausgeben oder zum Sparen geboren bezeichnen? Oder bewegen Sie sich irgendwo in der Mitte?
3. Tätigen Sie häufig Impulskäufe?
4. Was war Ihr bisher größter Impulskauf?
5. Haben Sie Ersparnisse? Wenn ja, wie hoch sind sie?
6. Halten Sie sich bei Ihren Ausgaben an ein Budget?
7. Wie viel Prozent Ihres Einkommens müssten Sie Ihrer Meinung nach sparen? Sparen Sie diesen Betrag?
8. Verschließen Sie manchmal die Augen vor dem Status Ihrer Finanzen (ungeöffnete Rechnungen, unrealistische Einschätzung der Lebenshaltungskosten etc.)?
9. Nennen Sie zehn überflüssige Ausgaben, die Sie in diesem Monat getätigt haben.
10. Überlegen Sie drei Möglichkeiten, wie Sie Ihre Ausgaben reduzieren könnten? Wenn nötig, tun Sie es!

Schreiben Sie eine Woche lang *alles* auf, wofür Sie Geld ausgeben, zum Beispiel: U-Bahn-Karten, zwei Gläser Wein in der Kneipe, Schokoriegel, Cappuccino, Chips, Hut von Philip Treacy, Kaugummi, Lipgloss, Lebensmitteleinkäufe ... Lassen Sie nicht den kleinsten Posten aus! Am Ende der Woche ziehen Sie eine erste Bilanz. Eine Klientin sparte das Geld für ihren täglichen Cappuccino und konnte sich so am Monatsende einen Theaterbesuch leisten. Sie werden staunen, wie viel von Ihrem Geld Tag für Tag für Kleinigkeiten draufgeht! Man muss kein „Shopaholic“ sein, um mehr Geld auszugeben, als man verdient.

Nachdem Sie sich von dem Schock erholt haben, führen Sie Ihr Ausgabenbuch drei Wochen lang weiter, um eine Übersicht über einen ganzen Monat zu erhalten. Vergleichen Sie Ihre Ausgaben mit dem Betrag, der nach Deckung Ihrer Fixkosten jeden Monat übrig bleibt.
Okay, jetzt wissen Sie über die tatsächliche Lage Bescheid und können anfangen, Ihre Finanzen in den Griff zu bekommen.

Zehn Soforttipps, wie Sie Geld sparen können

1. Wenn Sie vor einem Schaufenster stehen und ein unwiderstehliches Kaufverlangen Sie überfällt, zählen Sie langsam bis zehn, bevor Sie sich fragen: „Brauche ich das wirklich?" Und wenn Sie immer noch wild sind vor Verlangen, fragen Sie sich weiter: „Kann ich mir das leisten?" Beides sind grausame Fragen, zugegeben, aber unumgänglich. Gewöhnen Sie sich an, bei Ihren Einkaufsbummeln Ihr heißes Verlangen durch kühle Logik zu stoppen. Und rechnen Sie sich aus, wie viel Sie am Ende des Monats gespart haben werden.
2. Statt mit Ihren Freunden ins Restaurant zu gehen, warum laden Sie sie nicht zu einer einfachen Mahlzeit zu sich nach Hause ein und lassen sie Wein und Dessert beisteuern?
3. Warten Sie bis zum Sommer- bzw. Winterschlussverkauf, um Kleidung zu kaufen. Sie werden tolle Schnäppchen machen (und sich sehr vernünftig fühlen, statt Gewissensbisse zu – haben!).
4. Lassen Sie sich nicht auf Ratenzahlungen ein (sehr kostspielig!). Sparen Sie stattdessen so lange für eine größere Anschaffung, bis Sie bar bezahlen können.
5. Stöbern Sie in Secondhandläden nach günstigen und attraktiven Teilen. In Secondhandläden für gehobene Ansprüche findet man Designer-Mode zu einem Bruchteil des ursprünglichen Preises.
6. Gehen Sie niemals hungrig zum Lebensmitteleinkaufen. Supermärkte arbeiten mit visuellen Marketingtricks, die Sie verleiten sollen, Ihren Einkaufswagen vollzupacken. Eine bessere Chance zu widerstehen haben Sie, wenn Sie satt sind. Außerdem sollten Sie die Augen nach Angeboten offen halten, bei denen

man zwei Artikel zum Preis von einem bekommt. Hier können Sie Geld sparen – vorausgesetzt, Sie beschränken sich auf solche Artikel, die Sie ohnehin kaufen wollten.

7. Wenn Sie pro Mittagspause zehn Euro für Essen plus ein Getränk ausgeben, summiert sich das zu etwa 200 Euro im Monat. Bereiten Sie Ihre Brotzeit dagegen selbst zu, sparen Sie mindestens die Hälfte dessen, was Sie normalerweise ausgeben würden. Aufs Jahr umgelegt, macht das einen großen Unterschied!
8. Bestimmen Sie ein Budget für Ihre täglichen Ausgaben und halten Sie sich daran. Dadurch verliert Ihr Leben nicht unbedingt an Reiz und Qualität. Rechnen Sie sich aus, wie viel Sie sparen, wenn Sie auf Impulskäufe verzichten, und legen Sie diesen Betrag auf die hohe Kante. Dann können Sie sich in absehbarer Zeit eine größere Ausgabe (z.B. einen Urlaub) leisten. Wenn sich da das Warten nicht lohnt!
9. Werden Sie Mitglied in der Stadtbücherei und leihen Sie Bücher aus, die Sie sonst kaufen müssten. Auch bei DVDs, CDs und Videos sollten Sie so verfahren.
10. Richten Sie ein Sparkonto ein. Lassen Sie jeden Monat automatisch einen bestimmten Betrag von Ihrem Girokonto abbuchen und auf Ihr Sparkonto fließen. Schon bald wird sich eine hübsche Summe angesammelt haben!

Stecken Sie sich finanzielle Ziele

Sobald Sie sich Ihre Gewohnheiten im Umgang mit Geld (ausgeben, sparen und verplempern) bewusst gemacht haben, können Sie unmittelbare Maßnahmen ergreifen, um mehr Geld in Ihr Leben zu holen. Stecken Sie sich finanzielle Ziele, aber erwarten Sie nicht zu schnell zu viel. Andernfalls riskieren Sie, aus Frustration Ihre guten Vorsätze komplett über Bord zu werfen. Einige Beispiele für kurzfristig angelegte, realistische und nützliche Ziele: ein Ausgabenbuch führen, ein realistisches Budget festlegen, auf Impulskäufe verzichten, ein Gefühl von Reichtum nähren. Ihre langfristig angelegten Ziele könnten beinhalten: eine Finanzberatung in Anspruch nehmen, Ihre Einnahmen erhöhen, für eine große Anschaffung sparen, Geldthemen generell entspannter angehen.

Eines dürfen Sie nie vergessen: Der Schlüssel zu Ihrem Reichtum liegt allein in Ihrer Einstellung. Denken Sie sich reich, trennen Sie sich von Sorgen und negativen Überzeugungen in Bezug auf Geld, heißen Sie Gefühle des Überflusses willkommen. Arbeiten Sie an Ihren positiven Überzeugungen, erteilen Sie Gefühlen der Entbehrung eine klare Absage. Sie werden feststellen, dass Sie Ihre finanziellen Angelegenheiten künftig besser regeln können. Übernehmen Sie die Verantwortung für Ihre finanzielle Situation, glauben Sie daran, dass Sie es verdienen, reich zu sein. Dann stoßen Sie die Tür auf in ein neues Leben des Überflusses und Reichtums. Sie sind es wert!

AUSZEIT:

FÜNF-MINUTEN-ENTSPANNUNG

Sie sind fabelhaft! Um sich Ihre Einmaligkeit zu vergegenwärtigen, schließen Sie Ihre Augen und achten Sie auf eine tiefe, entspannte Atmung.

- Denken Sie darüber nach, was für ein wundervoller Mensch Sie sind.
- Stellen Sie sich vor, einen Freund zu treffen, der Ihnen eine Eigenschaft nennt, die er besonders an Ihnen mag. Sehen Sie die Anerkennung im Lächeln Ihres Freundes.
- Es tauchen weitere Personen auf, die alle übereinstimmend erklären, was für ein außergewöhnlicher Mensch Sie sind.
- Ignorieren Sie Gefühle der Scham, die möglicherweise in Ihnen aufsteigen. Machen Sie einfach weiter.
- Eine Gruppe von Menschen erscheint. Ihrer Anerkennung und Liebe Ausdruck verleihend, bilden sie einen Kreis um Sie.
- Sie stehen nun auf einer Bühne vor einem Publikum, das Beifall klatscht und Ihnen zujubelt. Hören Sie den Applaus, fühlen Sie die Liebe und den Respekt dieser vielen Menschen. Lächeln Sie und verneigen Sie sich. Ja, Sie verdienen dieses hohe Maß an Unterstützung und Anerkennung!

Sie sind großartig und außergewöhnlich. Fühlen Sie es – jetzt!

Nachwort:
Sie sind fabelhaft!

Wer in Bezug auf sich selbst nicht die Wahrheit sagt,
kann sie auch nicht in Bezug auf andere sagen.
VIRGINIA WOOLF

Sie sind fabelhaft! Das ist die Wahrheit über Sie, die Sie in die Welt tragen, fühlen und leben sollten. Die Frau, die Ihnen im Spiegel entgegenlächelt, kennt ihren Wert und verleiht ihm in jeder Sekunde ihres Lebens Ausdruck.

Lieben Sie sie für ihren Biss und ihre Entschlossenheit, ihre Belastbarkeit, wenn die Wogen des Lebens sie zu überwältigen drohen. Bewundern Sie ihren Stil und ihre Anmut, wenn es hart auf hart geht und ihre Zukunft auf dem Spiel steht. Respektieren Sie ihre Flexibilität und Kreativität, wenn sie eine Hürde nach der anderen nimmt und den Hindernislauf am Ende gewinnt. Trösten Sie sie, wenn sie niedergeschlagen ist, und staunen Sie, wenn sie sich wie Phönix aus der Asche erhebt und ihren Weg fortsetzt. So eine Frau kann nichts erschüttern – sie ist konsequent auf dem Weg nach vorn und nach oben, weil sie ihre Träume realisieren möchte.

Ich weiß, dass Sie die Energie und Willenskraft besitzen, Ihre Ziele zu verfolgen, und dieses Gefühl von Richtung und Sinn im Leben bedingt, dass Sie sich jedes Mal als Siegerin fühlen. Denn was können Sie mehr tun, als den Stier bei den Hörnern packen und Ihr Bestes geben? Und sollten sich die Dinge anders entwickeln als erhofft, besitzen Sie das beruhigende und wohltuende Wissen, es wenigstens versucht und das Bestmögliche getan zu haben: das ist gemeint, wenn man von Siegermentalität spricht. Lassen Sie sich nicht unterkriegen, von niemandem klein machen. Glauben Sie an sich selbst und seien Sie sich bewusst, dass Sie hier sind, um Großartiges zu vollbringen. Gehen Sie hinaus und tun Sie es!

Sie wurden mit Geschenken in diese Welt geschickt – setzen Sie sie klug ein. Schätzen Sie das Wunder dessen, was Sie sind und was Sie werden, und lernen Sie, Ihr Leben zu lieben etwas Großartigeres können Sie nicht tun. Schicken Sie Ihre Liebe und Ihr Lachen in die Welt und Sie werden einen großen Unterschied ausmachen im Leben all derer, die Ihren Weg kreuzen. Berühren Sie andere mit Ihrem Enthusiasmus und Optimismus. Positive Energie ist das großartigste Geschenk, das Sie mit anderen teilen können.

Dieses Buch zu schreiben hat sehr viel Spaß gemacht. Ich hoffe, es hilft Ihnen auf der nächsten spannenden Etappe Ihrer Reise. Über www.weekendlifecoach.com können Sie mehr über mein Life Coaching erfahren. Oder schreiben Sie mir eine E-Mail an
lyndafield@weekendlifecoach.com.
Ich freue mich, von Ihnen zu hören.
Mit den besten Wünschen

Lynda Field

Literaturhinweise und -empfehlungen

Cameron, Julia:
Mit offenen Augen durch die Welt, Knaur, 2003

Carlson, Richard:
Alles kein Problem, Droemer Knaur, 1998

Field, Lynda:
Aktiv-Programm Selbstbewusstsein, Midena, 1998
Der Weg zu gutem Selbstwertgefühl, Junfermann, 1998
Mehr Selbstbewusstsein für Frauen, Midena, 1998
Englische Titel:
Be Yourself, Vermilion, 2003
Creating Self-Esteem, Vermilion, 2002
365 Inspirations for a Great Life, Vermilion, 2002
The Self-Esteem Workbook, Vermilion, 2001
Just Do it Now, Vermilion, 2001

Hanh, Thich Nhat:
Jeden Augenblick genießen, Theseus, 2004
Das Herz von Buddhas Lehre, Herder, 2004
Aus Angst wird Mut, Theseus, 2003
Die Kunst des glücklichen Lebens, Theseus, 2001
Innerer Friede, äußerer Friede, Theseus, 2001
Im Buch erwähnter englischer Titel:
Peace is Every Step, Rider, 1995

Hay, Louise:
Gesundheit für Körper und Seele, Heyne, 2004
Heile Deinen Körper, Lüchow, 2003
Du bist Dein Heiler, Heyne, 1993

Hill, Napoleon:
Denke nach und werde reich, Ariston, 2000

Kabat-Zinn, Jon:
Gesund durch Meditation, O. W. Barth bei Scherz, 1994

McKenna, Paul:
The Hypnotic World of Paul McKenna, Faber and Faber, 1993

Peale, Norman Vincent:
Du kannst, wenn du glaubst, du kannst, Ariston, 1991

Pearson, Allison:
Working Mum, Wunderlich, 2003

Pegg, Mike:
The Positive Workbook, Enhance, 1995

Roman, Sanaya:
Zum höheren Selbst erwachen, Ludwig, 1990

Schaef, Anne Wilson:
Nimm Dir Zeit für Dich selbst, Meditationen für Frauen, die zuviel arbeiten, Heyne, 1992

Wahrig, Gerhard, u.a.:
Wahrig Deutsches Wörterbuch, Bertelsmann im Wissen Media Verlag, 2002

Wiseman, Richard:
So machen Sie Ihr Glück, Mosaik bei Goldmann, 2003

Stichwortverzeichnis

Über die Autorin

Lynda Field ist Therapeutin mit dem Spezialgebiet Persönlichkeitsentwicklung. Neben Seminaren und Workshops bietet sie einen Telefon- und Internetservice zum Thema Coaching an. Lynda Field schreibt für diverse britische Magazine.